本书出版得到世界银行的资助

健康中国
战略
从这里出发
——阜南医疗改革探索——

许正中 蒋震 刘尧 著

中共中央党校出版社

图书在版编目（CIP）数据

健康中国战略从这里出发：阜南医疗改革探索 / 许正中，蒋震，刘尧著 . --北京：中共中央党校出版社，2020.12（2021.4 重印）

（党校教学案例选）

ISBN 978-7-5035-6947-0

Ⅰ.①健… Ⅱ.①许… ②蒋… ③刘… Ⅲ.①医疗保健制度-体制改革-研究-阜南县 Ⅳ.①R197.1

中国版本图书馆 CIP 数据核字（2020）第 233870 号

健康中国战略从这里出发——阜南医疗改革探索

JIANKANG ZHONGGUO ZHANLVE CONG ZHELI CHUFA——FUNAN YILIAO GAIGE TANSUO

出版统筹	刘　君	
责任编辑	张翠侠　侯文敏	
责任印制	陈梦楠	
责任校对	马　晶	
出版发行	中共中央党校出版社	
地　　址	北京市海淀区长春桥路 6 号	
电　　话	（010）68922815（总编室）	（010）68922233（发行部）
传　　真	（010）68922814	
经　　销	全国新华书店	
印　　刷	北京中献拓方科技发展有限公司	
开　　本	700 毫米×1000 毫米　1/16	
字　　数	196 千字	
印　　张	14	
版　　次	2020 年 12 月第 1 版　　2021 年 4 月第 2 次印刷	
定　　价	58.00 元	

网　　址 www.dxcbs.net　　邮　箱 zydxcbs2018@163.com

微 信 ID：中共中央党校出版社　新浪微博：@党校出版社

前　言

党的十八大以来，中国共产党坚持以人民为中心，将人民健康作为全面小康的重要一环，将其置于全面深化医疗卫生体制改革的重要战略地位。习近平总书记指出："没有全民健康，就没有全面小康。医疗卫生服务直接关系人民身体健康。要推动医疗卫生工作重心下移、医疗卫生资源下沉，推动城乡基本公共服务均等化，为群众提供安全有效方便价廉的公共卫生和基本医疗服务，真正解决好基层群众看病难、看病贵问题。"党中央、国务院制定了《"健康中国2030"规划纲要》，作为指导全国推动人民健康的重要纲领性文件。党的十九大提出，"实施健康中国战略"，"要完善国民健康政策，为人民群众提供全方位全周期健康服务"。

安徽省阜南县地处安徽省西北部，处于淮河中上游结合地带，襟带颍淮，承接豫皖，是一个典型农业大县，也是国家深度贫困县、人口大县，全部人口超过170万人，下辖28个乡镇和1个省级经济开发区，经济发展水平较为落后，财政收入捉襟见肘。长期以来，由于受到自然灾害影响和财政能力限制，医疗卫生投入不足，公共卫生事业发展较为滞后，全县每千人床位数、医疗卫生技术人员数、执业医师数、注册护士数不足全国平均水平的一半，健康问题十分突出，看病难、看病贵问题成为困扰广大人民群众的重要问题。阜南县在脱贫攻坚过程中，因病致贫、返贫成为引发贫困问题的重要原因。

阜南县以习近平总书记的指示为遵循，以人民健康为中心，以长期制约人民群众健康水平提升的医疗卫生体制为改革对象，紧紧抓住安徽省首批医共体试点县的重大机遇，把推进医改作为满足人民群众"美好生活需要"的重要问题来抓，以"打造人民满意的医疗卫生事业"为根本目标，打造民生工程、民心工程，以刀刃向内、敢破坚冰的决心和勇毅，大刀阔斧推进基层医疗体制改革，冲破壁垒障碍，初步实现"群众得实惠、医生有激情、医院见效益"的目标，探索出一条贫困地区全面推进医疗卫生体制改革的新路。经过全面、系统改革，"阜南医疗"受到国家卫生健康委员会（以下简称"国家卫生健康委"）以及各级卫生健康主管部门的高度重视和肯定，华东六省一市医共体研讨座谈会以及国家新农合支付方式改革现场会等重要会议均在阜南县召开。

作为深度贫困县的阜南县在实践医共体改革时，以科学谋划、明确方向、系统改革、针对痛点，敢为人先、敢于担当、敢于探索的精神，在探索医改的路上迈出坚定步伐，在探索深化医疗卫生体制改革中取得重大进展。阜南县勇于借鉴外脑、网联国际、国内优质资源，顶层设计，集成推进。首先针对解决"因病致贫""因病返贫"问题，坚持顶层设计与人民群众实际需求相结合，突出重点与系统整体推进相结合，走出一条政府担当作为、人民群众得实惠、各级医疗卫生机构有动力有热情的改革新路子。这既是深刻践行习近平总书记讲话精神，践行以人民为中心、为人民服务的宗旨与初心，又成为推进健康中国的医疗卫生体制改革的破冰之举，具有可复制、可推广的重要理论和实践价值。

长期以来，受到传统医疗卫生体制机制的影响和约束，公立医院在贯彻实践公益性方面出现了一些问题，不同程度上陷入"治病挣钱""以药养医"的怪圈，部分医务人员开大处方，通过开药、检查来提高自身收入，而不是注重提升自身的医疗卫生技术。甚至出现一些基层医疗卫生机构，在面对超出自身医治能力的患者时，第一时间不是想着如何向技术更先进的上级医院转诊，而是通过各种方法"吊着""耗着"，一直耗到最后撑不住的时候才转诊。医院和医务人员缺乏热情、激情，缺乏提升能力的动力和干劲，也给广大人民群众带来痛苦，有些小病拖成大病，也增加了治病成本。医疗卫生事业是党和政府的重要事业和职责，也是事关人民群众福祉的关键领域，不能让卫生健康部门一家单打独斗，一定要放在党和政府的全局视野中推进改革。在推进改革中，要让医院回归初心、让医生找回治病救人的尊严，阜南县委县政府坚决当医改的"监督员"，通过行政手段保障医改、助推医改。

阜南县医改主要做了五项工作：一是建立县域医共体，让分级诊疗体系更加顺畅、有效，成为全面提升县域医疗卫生服务能力的主要抓手。阜南县对县级、乡镇和农村社区等三级医疗卫生机构进行全面整合，建立以县级医院牵头，乡镇卫生院和村卫生室的新型组织形态——县域医共体，全面提升各级医疗卫生机构在医疗卫生服务的能力和水平，建立相应的利益共享、绩效考核等运行体制机制，彼此形成了非常稳固的分级诊疗关系，构建"基层首诊、双向转诊、急慢分治、上下联动"的诊疗体系，新体制将有效引导资源流向乡镇和社区农村等基层医疗卫生机构，很大程度上克服了医疗卫生服务的空间分布不均等带来的各类影响。广大人民群众不需要出县就能够看好病，大大降低了就医成本，很大程度解决了因病致贫、因病返贫的问题。二是创新医保支付体制机制，更好地控制费用增长，促进支出费用合理化。通过体制改革激励医疗卫生体制各方主体转向以健康养医、重构医疗卫生机构和病人等主体之间的目标相容机制，病人得健康、医院有效益、医生有成就感的改革目标。在改革中，对县域医共体采取"总额包干、超支不补、结余留用"的绩效考核办法，创新医保支付方式，转变医保基金拨付方式，对居民医保基金实行预拨制度，由后付费改为先付费制，等等，这些做法从根本上激发了县域医共体内各医疗卫生机构对于维护人民群众健康方面的热情。三是以治未病保健康为出发点，建构了人民群众健康为核心的绩效考核体系。绩效考核体系是一个非常重要的抓手，以它为指挥棒来引导、优化资源配置，更好地适应人民群众对于健康的需求，帮助人民群众从源头管好健康，降低得病概率，大大提升了人们的健康预期寿命，也降低了医疗卫生费用负担，同时还激发了各级医疗卫生机构和医务工作者提升自身医疗服务业务能力的积极性和能动性，大大降低了过度医疗的概率，同时也能够有效避免医疗不足的问题。四是构建健康预防和医疗服务体系之间相互衔接、相互分工的体系。阜南县以医疗卫生体制改革为突破口，通过县域医共体的能力建设，更好地从源头把人民群众的健康管好，让县域医共体成为广大人民健康的看门人，实现健康管理的全周期管理，全面提升人民群众的生命质量，并着力建立健康预防和医疗服务体系之间相互衔接、相互分工的制度体系。五是实施健康脱贫工程，全面夯实脱贫攻坚效果。脱贫攻坚要立足于源头治理、系统治理，从根本上解决广大人民群众看病难、看病贵的问题，阜南县采取了一系列措施，提升县域医共体能力水平，让老百姓不出县就能获得优质的医疗服务，减少外出就医成本。通过各种激励措施让各级医疗卫生机构帮助广大人民群众养成健康的生产、生活方式，从根本上减少引发疾病的诱因。此外，财政还加大针对困难群众的医疗救助、补充医疗保障等领域的投入力度，强化资源统筹安排，确保贫困群体"病有所医"，全面提升针对困难群体的县域医疗保障能力。

阜南县在深化县域医疗卫生体制改革时，更好地诠释了通过医疗卫生服务均等化的实践，圆满实现了普惠人民群众的目标，坚持源头治理、全面系统改革，将改革向纵深推进，解决了一大批长期未解决的问题，在医疗卫生体制改革方面具有一定的借鉴意义，归纳起来，主要有以下几点。

第一，党的领导是推进医疗卫生体制改革的基石和后盾。全面深化改革是实现"两个一百年"奋斗目标和中华民族伟大复兴的必由之路，也是全面增强新时代高质量发展能力的关键一环。全面深化改革不是单独通过部门实施就能够达到目标的，而是要由党委统筹规划、顶层设计、系统集成，以经济社会发展的现实问题为导向。在党的坚强领导下，政府进行保驾护航，改革才能够向深层次体制机制问题开刀，才能够确保改革取得实质成果。作为地方党委、政府，阜南县委、县政府，自觉地承担改革责任，以"踏石留印"的精神推进改革，改变以往那种单靠部门实施的改革做法，统筹协调、打通改革路径。

第二，人民群众得实惠，对改革衷心拥护是推进医疗卫生体制改革的重要支撑。任何改革，如果没有得到人民群众的支持、拥护，都是毫无生命力的，都难以取得最终胜利。在医疗卫生体制改革中，我们必须将人民群众的利益作为改革的基本目标，让广大人民群众更加健康，更好地投入社会主义建设事业中去，提高生命质量，严控医药费用，提高补偿标准，实施惠民措施，切实让人民群众得实惠，赢得人民群众的认可和赞誉。由此得到一个重要启示，何时何地都要坚持人民性，秉持以人民为中心的理念，必须在充分尊重群众意见建议的基础上，维护群众的切实利益，真正为人民群众谋利益，最大限度让改革红利惠及全体人民群众。

第三，按照依法治国精神完善体制机制是医疗卫生体制改革的重要保障。在医疗卫生体制改革过程中，体制机制不畅往往成为众多问题和痛点的源泉，给人民群众的生产生活带来非常多的桎梏和藩篱。阜南县以建立县域医共体为基础，抢抓改革时机，重新确立了一套各方共享的利益机制，打破传统利益格局，在改革实践中取得了非常明显的效果。结果证明，只要体制机制理顺了，才能够从根本上发挥体制机制的优势，触及"难点"、直击"痛点"、取得实效。

第四，创新驱动是推进医疗卫生体制改革的动力源泉。从人类历史的发展经验中可以看到，创新是经济社会发展的核心动力。唯改革者进，唯创新者强，唯改革创新者胜。在医疗卫生体制改革中，只有实施彻底创新，大胆想、大胆做，才能够破解体制机制中的难题，才能够走出一条新路，才能够破解改革路上碰到的一系列难题。阜南医疗卫生体制改革的经验告诉我们，改革必须要迎头赶上、迎难而上，着力摆脱固有的思维模式和制度架构，深入研究各个主体之间的目标关系，让各方达成共识，形成各方共享的、稳定的体制机制结构，以此为着眼点，去推动体制机制改革和创新，让改革更加有生命力。

目　录

|第一章|

构建全生命周期健康共同体，
全面促进提升社会能力

中国特色社会主义进入新时代，整个经济社会发展格局都发生重大变化，正在处于传统农业社会向现代工业社会乃至数字社会转型迭代的重大节点，社会转型中的全局性、系统性、战略性问题的解决依赖于各领域之间的相互协同、衔接、融合。医疗卫生体制改革进入了充满艰难险阻的深水区，它既事关人民群众的重大切身利益，与每个人、每个家庭都有着非常紧密的关系，又关系到财政制度运行的质量和效果，是牵一发而动全身的重要改革，更是全面深化改革中的难点与痛点。它不仅对中国而言是一个重大改革，也是人类社会进步共同面临的难题之一。医改仍然要坚持现实导向、从实际出发。安徽省阜南县以解决重大迫切现实问题为着眼点，在深化医改方面作出重大历史性探索，以此作为"牛鼻子"来牵动全局改革，用制度创新成功全面提升健康水平，实现"生理健康、心理健康、社会健康、心灵健康"四个层面的全生命周期健康。在各地都在多方探索医改的过程中，阜南县通过体制机制改革，建立了"大病县内治、小病就近看、未病共同防"的新体制、新机制，让人民群众更加健康，注重"防未病"，看好小病、治疗大病，全方位改变了传统"先医疗，再公共卫生服务，最后健康促进"的观念，让人民群众增加健康投入、减少治病成本，全面提升生命质量，以真心为民的政治责任、担当和情怀推动医改，为全国县域医疗卫生体制改革探索出一条新的路径。

一、构建全生命周期健康善治格局，全面实施健康中国战略

按照健康中国战略的要求，要在全方位、全周期的制度政策方面有所突破，全面强化健康促进，让广大人民群众的生产、生活方式更加健康，更好地完善体制机制，让广大医务工作者的积极性和激励转向保持人民群众健康。只有广大人民群众更加健康，才能够让中华民族更加昌盛、国家更加富强。

（一）构建"四位一体"全生命周期健康，全面提升社会能力

全生命周期健康是社会能力的重要组成部分，是一种重要的人力资本和社会资本。全生命周期健康包括"四位一体"的全生命周期健康体系，即"生理健康、心理健康、社会健康、心灵健康"，这是人的生命健康供给侧结构的最全面内涵，以满足人民群众四个层面的全生命周期健康需求来推动医疗卫生供给侧结构改革。人的生理和心理健康成为限制人力资本发挥作用的自然法则，只有确保人身健康，才能提高劳动创造价值的能力；社会健康至关重要，中国现代化转型的过程就是由传统以血缘关系、熟人社会的分散化农业生产生活方式，转变为以业缘关系、生人社会的城市文明，促进不同阶层融合、避免社会意识断裂，用制度构建连接社会系统和经济系统不同板块的纽带，更好地走向有序社会；心灵健康，是让人们充分尊重人类生命的尊严，善待生命，更加关注、享受生命过程，而不是过度耗费生命，最终导致疾病甚至死亡的发生。

人类社会的发展历史，是从传统农业社会向现代工业社会转变，随着技术进步的驱动，再向数字社会升级。我们不仅仅要思考增进经济发

展的手段和方式，更要明确改革发展的本原和最终目标是通过社会经济发展来充分满足人的需要、实现人的自由发展。马克思提出了"人的全面自由发展"的理念，他在《共产党宣言》中指出："每个人的自由发展是一切人的自由发展的条件"，在《资本论》中也提道："共产主义社会，是比资本主义更高级的、以每个人的全面而自由的发展为基本原则的社会形式"。诺贝尔奖获得者阿马蒂亚·森在《以自由看待发展》中指出，社会发展不仅仅让人们关注收入、关注经济增长，而是要更加关注如何让人的生活变得更充实，扩展真实自由①。但自由不是个人完全任由自己的意志去追求"消极"自由，而是要树立符合"社会共同需要"的自由观，因此，自由是"集体选择"和"个人选择"之间的一种融合、相容，人类必须通过制度设计来抑制"任意行为和机会主义行为"。所以，制度就是一种秩序，制度演变的逻辑是建立一套规则框架和价值体系，帮助我们实现不同阶段的既定目标。在人类社会发展中，人们必须要追求人与人之间、人与社会之间、人与自然之间、人的存在与思维之间的和谐共生关系，让这些关系变得更加有序，人民群众的获得感是融合各类发展目标的高度概括，也成为制度和公共政策有效性评价的主要基准和准则。

人民的健康状况是影响获得感的重要指标，又成为决定人力资本的重要因素，在人类社会发展过程中，人力资本发挥了至关重要的作用，而人的健康状态是人力资本发挥作用的重要组成部分。早在 20 世纪 70 年代，卢卡斯认为，一个后发国家想要转变成现代发达经济体，必须经历人力资本的加速积累②。贝克尔曾经在其专著《人力资本理论》中深入

---

① 〔印〕阿马蒂亚·森：《以自由看待发展》，中国人民大学出版社 2013 年版。阿马蒂亚·森阐述了他对经济发展本源价值的看法，他将人的自由作为经济发展所追求的目标和手段，自由意味着消除贫困、社会阶层融合、充分保障人身和财产权利，让所有人人尽其能，按照自己的意愿和能力生存、发展。在人类制度选择中，人身和财产权利、教育、医疗卫生、文化体育、再分配等都需要服务于这个目标和手段。

② 卢卡斯在 1988 年发表的《经济发展的内在机理》详细阐述了人力资本积累在经济发展中的关键作用。

分析了人力资本的形成机制和重要作用，他明确指出，提升人力资本积累是任何社会经济发展阶段所必须面对的问题，他认为人力资本不仅仅是人口所掌握的知识、技能、才能，更包括人口的健康、时间和寿命，因此，教育、医疗卫生等领域的人力资本投资有助于改善人口质量，增加社会资本存量①。从某种意义上来看，人口红利不仅指是年轻健康人群占人口比重较高的状态，还指随着人口健康状态的提高，会进一步促进劳动力参与率的提高，从而提高劳动生产率②。关于健康状态，有不同的维度，《世界卫生组织法》明确指出："健康不仅为疾病或羸弱之消除，而系体格，精神与社会之完全健康状态。享受最高而能获致之健康标准，为人人基本权利之一。不因种族，宗教，政治信仰，经济或社会情境各异，而分轩轾。各民族之健康为获致和平与安全之基本，须赖个人间与国家间之通力合作。任何国家促进及保护健康之成就，全人类实利赖之。"③《变革我们的世界：2030 年可持续发展议程》指出："我们要创建一个没有贫困、饥饿、疾病、匮乏并适于万物生存的世界。一个没有恐惧与暴力的世界。一个人人都识字的世界。一个人人平等享有优质大中小学教育、卫生保健和社会保障以及心身健康和社会福利的世界。"④

---

① 〔美〕加里·贝克尔：《人力资本理论》，郭虹译，中信出版社 2007 年版。

② 关于退休年龄的争论显然与此有关，美国、英国、德国等很多先发国家的退休年龄都在 65 岁，近些年来，国内有些专家学者也提出延迟退休年龄的想法。对于退休年龄的认定显然要与人口的健康状况直接相关。

③ 资料来源于世界卫生组织网站：https：//www. who. int/zh/about/who－we－are/constitution，本组织法是由 1946 年 6 月 19 日至 7 月 22 日在纽约召开的国际卫生会议通过的，61 个国家代表于 1946 年 7 月 22 日签署《世界卫生组织正式记录》，并于 1948 年 4 月 7 日生效。第 26 届、第 29 届、第 39 届和第 51 届世界卫生大会通过的修正案分别于 1977 年 2 月 3 日、1984 年 1 月 20 日、1994 年 7 月 11 日和 2005 年 9 月 15 日生效。

④ 《变革我们的世界：2030 年可持续发展议程》，2016 年 1 月 13 日，外交部网站，http：//www. fmprc. gov. cn/web/ziliao _ 674904/zt _ 674979/dnzt _ 674981/qtzt/2030kcxfzyc _ 686343/t1331382. shtml.

　　我们不仅要"医治"，更要"防病"和"人文关怀"。医疗卫生制度不仅仅是一个"技术手段"，而是扩展为一个"社会概念"，这高度符合马克思所提出的人的全面自由理念。从经济社会发展的历史经验来看，并不是所有的国家都能够顺利地实现持续增长，随着经济发展水平不断提高，实现向更高水平增长的难度也越来越大。在向高收入国家转型过程中，都或多或少地遇到了瓶颈。然而，凡是能够突破瓶颈的国家，其社会内部都有着非常强大的自我转型和自我演化的能力，这就是社会能力，其本质是社会经济发展的内生驱动力。社会能力使得国家在新的条件下成功实现向现代社会、高收入发展阶段的转型。往往国家竞争力的高低，社会经济转型的成功与否，都决定于社会能力的高低。后发国家要想成功跨越中等收入阶段，必须要在构建社会能力上有所突破。中国目前处于一个中等收入阶段的关键发展节点和历史拐点，必须继续夯实经济发展动力，强化社会能力水平，更好地解决经济社会发展全局中的系统性、全局性问题，在关键环节、关键领域实现突破，以点带面。

　　健康是满足人民美好生活需要的重要基本要素，是社会能力的重要内容和保障。没有人的能动性，其他一切发展动力都谈不上。人民群众的健康问题不仅仅是一种消费活动，也是一种生产性活动，更是一种投资活动。健康是人类最宝贵的财富，它能够让人力资本发挥最大价值。社会治理的关键要义是以人民群众的福祉为导向，实现人的自由发展，达到社会目标和个人发展目标相融合的状态，帮助人民群众全生命周期健康，将此理念融入制度设计各个层面、各个方面、各个阶段，统筹兼顾，全方位维护、促进人民群众实现全生命周期健康目标，引领人力资本精进，提高人力资本在提高市场效率方面的作用和溢出效应。我们需要树立全生命周期健康观，全面考虑人与自然、社会的关系，医疗卫生不仅仅是"医"和"疗"，更应该实施主动健康管理战略，让人变得更加健康，而不是让人被动地去接受治疗过程。因此，必须采取积极有效的措施让广大人民群众更加健康，实施体制机制转换，对影响人民健康的源头和系统症结进行精准定位、有效治理，提升全社会的生产效率，这是中国经济走向高质量发展的必要保障，也是践行健康中国战略的治本之策。

（二）构筑五维结构竞争力，构建全生命周期健康管理体制

从社会能力的主要内容来看，它主要是通过对产业体系、区域体系、制度体系、利益体系和伦理体系的结构调整，全面提升社会经济的竞争力，来实现经济社会的自我升级和迭代。其中，产业结构竞争力是产业创造社会价值的能力，它帮助社会经济发展由传统动力机制向新动力转换，其本质是产业创新能力。创新是引领产业演化的关键动力，正如熊彼特的观点，"经济发展是通过创新打破旧均衡、建立新均衡的创造性毁灭过程"。① 对于任何社会系统，创新能力都是基于人来实现的。在未来知识信息时代，"智本"将取代"资本"成为社会资源配置的主体，资源分配由思想引领、创意驱动，所以创意型人力资本的激发、培养、积累成为一个至关重要的内容。知识的扩散不仅要求培育一批有知识、有技能的人力资本人群，还要将创意人才利用起来，更好地创造新技术、新理念、新想法。区域结构竞争力是国内不同区域之间协同、平衡发展的能力，社会分工的"广化"和"深化"是人类社会发展的一个重要标志，它让人类在更大范围内、更丰富的生产环节中实现了各尽所能，分工效率成为人类制度所追求的重要目标。制度结构竞争力是指社会转型发展按照固定化、常态化的路径运行，社会成员都要严格按照既定制度规定的模式去创造社会价值，它解决的是社会转型发展的稳定性，没有制度就不可能形成稳定化的社会。制度是秩序的法则，它为社

---

① 熊彼特在其专著《经济发展理论》中认为，创新就是建立一种全新的生产函数，将从来没有用过的新组合纳入生产函数，新组合包含五种类型：一是引入一种新产品；二是采用新的生产工艺或方法；三是开辟新市场；四是发现原料的新来源；五是建立一种新的组织方式。从这个意义上来说，创新不仅仅是一个技术过程，更是一个能力概念，它体现了一种社会能力。

会经济运行提供了一种规则，制度要确保社会经济运行符合大多数人的利益。利益结构竞争力，是社会成员以追求利益为目的相互影响、相互作用的结果，它激励社会成员通过发挥自身的能动性来获得利益，推动社会良性转型。伦理结构竞争力是让人们塑造与文明发展相适应的思想意识，进而影响着人们的行为，对社会转型升级产生正面推动作用。这五个结构性竞争力，彼此相互作用、相互影响，比如，利益结构竞争力会影响创新从而影响产业结构竞争力，等等。"五位一体"的社会能力体系使得社会系统具备了自我转型、自我发展和自我演化能力。正如加里·贝克尔和凯文·墨菲所指出的那样，"社会资本"至关重要，形成一种稳定的社会结构，对许多行为有着强制性作用。[①] 如果能够通过医疗体制改革形成一种良性的社会结构，显然社会成员必须遵从共同价值、规范和传统。

所有医疗卫生体制改革都应该服务于全生命周期健康的理念和导向，提升社会能力水平。从这一点来看，我们须从目标倒推改革策略，一个具备高社会能力的医疗卫生体制应该具备以下特征：一是以全生命周期健康为根本导向目标的医疗卫生体制机制。在所有生产要素中，最具有能动性的要素就是人，人是创造财富的主体，人的创造力驱动着技术创新。人的健康成为限制人力资本发挥作用的自然法则。医疗卫生体制及社会治理体系要紧紧围绕着全生命周期健康来布局，让人民群众更加健康是根本目标。二是新兴医疗卫生产业链条、业态的培育、发展和应用。建立创新引领的医疗卫生产业链条、业态，形成以创新驱动为核心的产业生态圈，让医学的经验思维转变为科学和产业思维。特别是当前"云计算、物联网、大数据、人工智能"（以下简称"云物大智"）等技术的渗透和扩散，以医疗卫生数据信息的开发利用为核心，促进传统医疗卫生产业和"云物大智"深度融合，已经成为社会经济发展的必然趋势。

---

① 〔美〕加里·贝克尔、〔美〕凯文·墨菲：《社会经济学——社会环境中的市场行为》，人民出版社 2014 年版。

三是建立一套专业化制衡的医疗卫生制度体系。让医疗卫生体制的各相关主体始终以全生命周期健康为目标，以构建专业化制衡制度体系为手段，按照现代组织理念优化组织体系建设，践行依法治国理念，让制度与改革动力机制转换的要求契合程度不断提高。政府需要构建一个不同主体共同参与的公用平台，更快速降低组织之间、不同主体之间的交易成本，加快信息的流通和扩散速度，更好地激发市场主体和社会主体的活力，促进医疗卫生市场主体用更多技术创新来替代传统物质投入。四是建立一套正面催化人力资本积极性的利益共享体制机制。通过深化分配体制改革，激发医疗卫生人才的活力、能力和积极性，更好地发挥他们的专业技能，发挥他们在促进人民群众全生命周期健康方面的功能作用，让有才华的人尽情释放才华，培育良好的事业、利益共享生态氛围，实现其他要素聚合发挥巨大效能，释放出更大的发展红利。五是建立与现代文明发展相适应的医疗卫生伦理价值观体系，实现社会价值观融合，充分尊重人类生命的尊严，提升生命质量。让传统的伦理价值观随着现代文明的全面发展发生相应变化，瓦解传统农业文明时期的价值观，取而代之的是以全生命周期健康为核心的现代医疗卫生价值观，引导医疗卫生资源的优化配置，让人们更加关注、享受生命过程，而不是过度耗费生命最终导致疾病甚至死亡的发生，更好地引导人们从源头上加强生命健康管理。

供给侧结构性改革就是以提高社会能力为目标，以人民群众需求为导向，有效发挥市场在资源配置中的决定性作用，构建经济新常态下释放多元动力活动的高效路径，让整个经济社会体制机制更加融合、多元、有序，让广大人民群众的福祉和幸福感更加强烈，满足人民群众对美好生活需要的实际需要。阜南县把人民的健康作为医改的最大政治，以满足人们健康需求来彻底改革供给侧，本着"上医治未病"的理念，覆盖事前、事中、事后等全生命周期健康管理的体制机制，满足多方利益诉求，从根本上提升了区域发展能力。

> **世界卫生组织关于健康老龄化的定义与分析**
>
> 　　世界卫生组织 2016 年《关于老龄化与健康的全球报告》提出："健康老龄化定义为发展和维护老年健康生活所需的功能发挥的过程。"任何时候，个体都可能储存一部分没有动用的功能发挥，构成老年人的复原力。健康老龄化将"复原力"定义为面对逆境时维持或促进功能发挥的能力（通过抵抗、恢复或适应）。这种能力包括个体的固有因素（例如，心理特征可帮助个体解决问题、获得正向的结局，而重量特征可使老人跌倒后快速恢复）和可以延缓能力不足的环境因素（例如，需要时可以求助的强大的社会网络，或可及性高的卫生保健和社会服务）。对于维持健康老龄化的众多因素，该报告也提出了观点。老年人认为重要的因素包括：角色或身份；人际关系；享乐的可能性；自主性（独立并且能够自己做决定）；保障；个人潜在的发展。
>
> 　　资料来源：世界卫生组织 2016 年《关于老龄化与健康的全球报告》（中文版）第 28—29 页，https：//www.who.int/ageing/publications/world－report－2015/zh/.

（三）上医治未病化未乱，生命质量以促健康为导向

　　2016 年，在全国卫生与健康大会上，习近平总书记强调，"要坚定不移贯彻预防为主方针，坚持防治结合、联防联控、群防群控，努力为人民群众提供全生命周期的卫生与健康服务"。扁鹊见蔡桓公的案例给了我们一个很好的注解，"只治不防、越治越忙"。全生命周期健康管理要求按照"上医治未病"的理念和宗旨①，把前端促健康作为医疗卫生体制的重要关口，从过去的"得了病治病"转为"促健康""少患病""不患病"。这要转变现行医疗卫生体制的根本方向。所以说，医改不仅仅是"改医"，而是要先改变传统理念，人的理念不改，医改难以取得长久成效。

---

　　① 《黄帝内经·素问·四气调神大论》曾经有曰"是故圣人不治已病，治未病，不治已乱，治未乱，此之谓也。夫病已成而后药之，乱已成而后治之，譬犹渴而穿井，斗而铸锥，不亦晚乎。"

在未来医疗体制改革中，必须要以解决这个领域的重大迫切现实问题为着眼点，在深化医疗体制改革方面不断探索，以此作为"牛鼻子"来牵动社会治理体系改革乃至全局改革。系统集成各方共同利益诉求，更加注重人们的获得感，对社会资源进行再梳理、再整合，让社会运行变得更加有序，使政府与市场的关系得到妥善处理，用制度创新成功培育社会能力，运用政策措施促进人民群众养成健康的生产、生活方式，回归以人为本，让健康地活着、工作和奋斗成为多数人的新常态，前端防得住、后端才能治得彻底，从根本上解决看病难、看病贵的问题，让就医过程成为体现人文关怀的过程，为创新社会治理树立标杆，让人们可视、可见、可承受、可接受，实现政府、医院与居民的共赢局面。

当我们在讨论医改时，往往就医疗卫生谈医改，阜南县的经验告诉我们，传统的医疗卫生价值观随着现代文明的全面发展发生相应变化，瓦解传统农业文明时期的价值观，取而代之的是以全生命周期健康为核心的价值观，引导人们从源头上更加关注生命健康。医疗卫生不再是一个单独的产业，而变成涵盖营养健康、公共卫生预防、老有所养、治病救人的全周期、全环节健康促进体系。医疗卫生体制改革的核心目标应该是以人民群众的全生命周期健康为根本出发点，更好地提升健康状况，建立一套促进健康的制度体系，让经济效率和社会公平实现有机结合，促使医疗卫生体制运行更成熟、更健康、更有质量，让健康需求者和供给者都满意，让需求供给更好衔接，社会交易成本更低。

阜南县推进医疗卫生体制改革的实践，正是对社会能力理念的最好诠释，成功解决了医疗卫生体制运行存在的诸多难点和痛点问题，实现了制度自我变革、增进组织效能、多元社会主体的效果，对我们有着非常深刻的启发和借鉴意义：一是它以全生命周期健康作为理念，医疗卫生体制的理念从"得了病治病"转为"多养生""促健康""少患病""防未病"，从全过程和多层面建立全生命周期健康管理机制，从"末端治理"转为"源头治理"，强化融合式公共卫生体系建设，优化医疗资源投入。二是重构医疗卫生组织体制机制，以县域医共体为抓手，建立县级医院为引领、以乡镇卫生院和村卫生室为网络的体系，全面增强基层医疗卫生机构在开展公共卫生和治病方面的能力水平。以基层为基础实现公共卫生和医疗救治融合的功能体系，构建"上下互联、内外互通"的全方位医院管理体系，从根本上构建公共卫生和医疗体系的运营优化组织体系。三是通过体制改革，建立了一套让各方参与主体激励相容的利益分配机制，让健康保障与利益正向激励、正面催化医疗卫生人力资本在促进人民群众提升生命健康质量方面的积极性。放眼立足于人类医疗卫生体制改革的广阔视野，医疗卫生体系是高度复杂的适应系统，囊括政府、医院、疾病防控、医生、企业以及个人等多元利益主体，每个主体都是独立的子系统，其目标模式均有很大差异，彼此之间有着复杂的相互作用，具有明显的不确定性、非线性特征。

二、建立各方激励相容机制，有效解决过度医疗问题

正向演进、正向激励的制度体系是现代社会的基本特征。人类在社会经济交往中必须依赖于稳定、可预期的行为模式，制度正是实现这种目标的手段。经济增长的过程就是用制度来激发生产要素创造价值的过程。在一个复杂社会经济运行系统中，每一个微观主体都在追求与自身目标相一致的价值趋向，特别是在委托—代理关系中，委托人和代理人之间的目标趋向的差异直接决定了最终结果和实施效率，代理人总是按照自身目标来实施自身行为。制度的目的是通过引导、改变人的行为来改变结果，委托人的首要工作就是要理解代理人的价值趋向，明确其利益导向，通过制度设计让两者的目标更加兼容，让代理人追求个人利益的行为与组织价值最大化的目标实现一致，这种制度安排便是合理的、人性的、科学的，实现了激励相容。否则，便会出现委托人和代理人目

标不一致的激励不相容，严重影响组织目标的实现。"激励相容，同心同德；激励不相容，分崩离析"①。制度设计要引导、改变个人行为来让结果更加符合社会目标，委托人需要理解代理人的价值趋向，让代理人和委托人的目标趋于兼容。从社会能力角度来看，政府希望健康人群越来越多，更多健康的人来参与到社会价值创造之中，从而实现更好的经济增长绩效，带动社会运行更加健康有序，同时解决看病难、看病贵问题；人民群众也希望自己少患病、少跑医院，即使得了病也能够低成本、迅速治好病。一个良性的制度激励方向是医院和医生以及相关利益主体的目标与此相一致。然而，如果制度激励让医院或医生的目标偏向数量和效益导向，希望患者越多越好，可能会激发一些负面后果，比如过度检查、重复检查、多头就医，医患缺乏沟通，人文关怀不足等问题。因此，从制度设计的角度来看，个人价值目标和社会共同需要相结合，将政府、医院、医务人员和居民的目标趋于一致，成为激励相容的核心内容。在制度变革中，医保支付是这种激励机制的核心制度环节，对现行医保支付方式实施重构成为医疗卫生体制改革的重要内容，这也是阜南县医改的关键所在。在推进制度变革过程中，阜南县从制度建设上进行了根本转变，建立以健康促进为基本导向的医保制度体系，让整个制度激励从治好病转变为提升生命健康水平，建立各方激励相容的制度体系，取得了非常好的效果。

（一）旧制度难以激励相容，过度医疗问题十分突出

计划经济时代的医疗卫生体制运行中出现的"多头就医、病急乱投

---

① 美国经济学家 William Vickrey 和英国经济学家 James Mirrlees 由于在研究激励相容和机制设计领域获得了 1996 年度诺贝尔经济学奖。他们指出，由于不确定性和信息不对称问题的存在，委托人和代理人的目标函数存在巨大差异，代理人行为可能会偏离委托人的最优目标，然而，委托人又难以及时发现这种偏离，无法进行有效监管和约束，从而委托人的利益受损、目标无法实现。为了有效解决这个问题，需要设计一种机制，让委托人和代理人之间的目标得以协调一致，让两者的利益更加相关，激励代理人在实现自身目标时同时实现委托人目标，即实现激励相容。

医""过度检查、重复检查""医患沟通缺失，人文关怀缺失"等问题，根源就在于各个相关主体之间激励不相容和彼此之间的目标不一致。这种激励不相容以及医疗卫生市场各个利益主体之间的信息不对称，带来了严重的医疗供给诱导需求问题，直接表现为过度医疗问题。

由于医疗服务本身具有专业性和复杂性，这种特点使医疗卫生服务者（供给方）掌握着更多的医疗资源信息。而患者（需求方）一般相对缺乏专业的医疗服务知识，他们获得医疗服务方的信息渠道有限，只能被动接受服务。如果得不到有效监管，供给方可能会利用其信息优势，作出最有利于自身的行为，比如他们提出的诊疗方案可能是偏离最优医疗资源使用的范围，而需求方则无从判断这个方案是否是最优的。在医疗活动中，患者到医院就医，将医疗决策权交给医疗服务方，患者希望医疗服务方提供良好的服务，但是医疗服务方既是代理人，又充当了医疗服务的供给者，这种双重身份的特性决定了其有充分的条件为追求利益最大化采取有倾向性的供给者诱导需求的行为，即在一定价格的条件下降低服务质量，在一定服务质量的条件下索取高价。这些问题严重扰乱了医疗卫生市场秩序，致使患者"无序就医"，由于医患之间信息不对称，加上医保基金按项目付费，多数医疗机构考虑到自身的经济收入和发展，一定程度上存在医疗费用高企不下，医疗手段能繁不减，甚至存在"小病大治、无病乱治"的现象，浪费了大量的医保基金，集中体现在县外医疗机构费用上涨过快。

更重要的是，由于医疗卫生服务供给双方之间的信息不对称和激励不相容，降低了医务工作者和患者之间的信任程度，导致两者缺乏有效沟通和人文关怀。往往会出现以下情况：患者在就医期间，由于医务人员特别忙，有时候诊疗时间非常短，患者只能被动接受诊疗意见和建议，双方无法有充分的时间进行深度沟通，在这个过程中，往往会出现很多信息理解不到位的情况甚至出现严重误会。而且，在双方交流过程中，有些医务人员缺乏一定的技巧，仅是从自己的专业角度分析病情，无法充分估计患者的心理感受，一些患者产生恐惧、失落情绪，甚至有些走向极端，比如，有些患者由于心理失衡而引发刑事案件；有部分患者对医疗过程无法充分理解和认识，他们以为只要医生看上病，加上检查和药物，一定会把这个病彻底治疗好，然而一旦没有达到他们的预期结果，部分患者就会产生不满情绪；而在后期医疗保险报销时，部分患者对医保政策难以做到全面理解，往往仅关注自己能从这些医保政策中获得哪些益处，而对政策约束条件理解不到位，一旦在报销过程中无法满足医药费报销条件，患者可能认为医务人员故意出难题不解决问题；此外，由于药品、耗材、各类检查等相关费用公开透明性不足，虽然它们都是严格按照相关文件执行，但是由于不同产地区域、不同类型医院、不同加工工艺等，可能会有差别甚至有较大差别，而患者可能会误解这种差异，等等。

(二) 重构医疗体制运行动力，各方激励相容目标趋同

在医疗卫生体制改革中，建立一套以生命健康为目标的新医疗卫生体制，成为未来改革的重要内容。在这个体制中，上级和下级医疗卫生机构实现互通互联、相互分工，资源配置在这个体系中实现一体化，阜南县的实践称之为"向上叫医联体，向下叫医共体"，县、乡镇、村之间的医疗卫生资源实现上下流动，充分发挥乡镇和村等基层医疗卫生机构在促进健康中的前端预防作用。在县域内，这种医疗卫生服务共同体的组织体系被称为"县域医共体"。在整个阜南县域内，建立了3家县级医院牵头、若干家乡镇卫生院和村卫生室共同组织的县域医共体，也可以看成三大医疗集团把人民群众的健康从前端防护好，在"未病"阶段就管好人民群众的健康，让他们以更加健康的生活、工作方式保持健康状态，大大降低了得病的概率。

医疗保险的管理理念从"看病报销"向"健康促进"转变，不仅看病成本可以报销，保持健康成本也充分考虑进来。更重要的是，县域医共体内调整了医保付费的机制，由原来的诊疗后付费转变为预付费制度，极大激发了县域医共体内各个医疗卫生机构做好人民群众健康管理

工作的热情和信心。特别是它理顺了传统医疗卫生体制中存在的看病难、看病贵问题，对县域医共体采取"总额包干、超支不补、结余留用"的绩效考核办法和策略，从根本上激发县域医共体内各医疗卫生机构对维护人民健康方面的热情，从而让县域医共体更好地解决以治疗疾病为中心的传统医疗卫生体制效率损失以及医保基金难以良性持续的问题，更好地解决了"病有所防""病有所医""病有所康"的问题。在此基础上，转变传统理念、更加聚焦健康，提升人民群众的健康水平，建立可持续性的基本医疗卫生制度，真正做到医保管理理念从"看病报销"向"健康促进"转变。总额预算管理制度设计让医疗卫生机构从治病机构转型为生命健康机构。这种做法实质上是"契约"替代，由原来的诊断开药数量与医院、医生收入挂钩的"分成契约"转变为健康程度与医院、医生收入挂钩的"总量控制契约"，有效控制了医疗费用和医保支出不合理、不可持续增长的问题。

比如，在新农合医保基金管理过程中，财政部门或者新农合医保基金主管部门采用了资金预付，以县域医共体下辖服务的全部参保人数为依据，算出新农合医保资金的总数，按照每个季度预付给县域医共体，并采取超支不补、结余留用的办法。与此同时，卫生健康主管部门加强对乡镇卫生院和村卫生室的绩效考核力度，建立相关考核指标，这些指标的设计均与新农合医保基金结余留用水平相联结。在这套绩效考核体系中，县域医共体和相关主管部门需要更好地测量医疗卫生机构提供的医疗公共服务内容、工作业绩和保障标准，用一套绩效考核制度作为指挥棒引导县域医共体更好地提升人民群众的健康水平，为各个辖区的人们提供非常方便、安全稳妥和可及的医疗卫生服务。

（三）创新受益导向发挥成效，有效节约医疗卫生资源

在广大农村地区，影响人民群众看病负担的重要因素就是外出就医，如果人们得了重大疾病，一旦进城看病，必然显著增加负担，往往是一个人看病，多人还得陪护，不仅看病支出花费巨大，进城的吃、住、行

的耗费负担也非常高。要想降低这些负担，必须要就地解决看病问题。因此，县域医共体必须在医疗卫生资源的空间布局和资源配置方面更多考虑基层人民群众的实际需要，建立一套由县级医院引领、乡镇卫生院和村卫生室为网格化结构的服务网络体系。阜南县在三个县域医共体中，以县人民医院、中医院、第三人民医院牵头推动县乡医疗卫生服务一体化管理，在2017年就实现了县域医共体对全县人民群众健康管理的全覆盖。

由于大量资源流入乡镇卫生院和村卫生室，而且不断加强医疗卫生服务质量监管，这些机构的诊疗水平和硬件设施条件变得更好，人民群众看病就诊不需要外出就医，得了小病，直接在乡镇卫生院和村卫生室进行治疗；得了大病可以去县级医院，通过医联体连接省级甚至国家级的大医院进行就诊。而且在总额资金预付制度的激励下，县域医共体为了更好地提升各个服务辖区内的人民群众健康水平，总是千方百计地采取措施将更多参保人群留在县内治疗，大大降低了人民群众外出就医的成本负担，省去了长途跋涉、颠沛流离到处寻医的烦恼，真正实现了大病不出县、小病不出乡的制度效果。

（四）公开共享解决信息不对称，信用治理塑造政府公信力

医疗卫生体制的核心问题在于医疗卫生是一个高度专业化的产品类型，分工非常细，不同专业科室之间都有着非常明确的分工，信息不对称问题一直是医疗卫生领域存在的"老大难"问题，成为医疗卫生体制改革的痛点和短板。尽管很多医疗卫生机构都在探索实施信息公开制度，但是信息公开立法非常滞后，导致医疗卫生机构在信息公开的时候，自我选择的空间非常大，有些医疗卫生机构往往单方面公开，没有满足患者的实际需求，也没有对患者的需求做过认真调查、分析，甚至有些机构"避实就虚"，仅公开一些无足轻重的信息，对一些实质性的诊疗信息公开不够。比如，很多医疗卫生机构公开的仅是机构的职能信息、简单规章制度、机构设置、人事任免、就诊程序或者相关人员简历等，对医疗卫生服务的服务细节、收费标准、诊疗过程、重要决策、资金使用等，缺乏对内和对外公开，缺乏一套闭环的监督制度。随着数字社会的到来，部分医疗卫生机构没有顺应时代发展潮流，仍然沿用传统的纸质公开形式，对数字网络等新技术、新手段利用不够，等等。这一系列问题的存在导致实际信息公开的程度远远不够。

阜南县在推进医疗卫生体制改革时，立足于医疗信息公开，建立基于信息的信用治理机制。只有医疗体系形成了公信力，才能有效保障医疗卫生体制的运行。医疗信息公开要立足于人民群众，满足人民群众对美好生活的需要；立足于接受病人和社会各方监督，把医疗信息服务公开工作推向深入。透明就是信用、透明就是社会能力。要看到，医疗卫生信息公开工作是一项具有全局意义、系统性的工作，要从源头、制度设计方面入手，不断改进，建立一套监督和信用监管制度，实现被动公开转向主动公开，建立各部门合作的工作机制，使医疗信息公开制度化、常态化、可持续化。

阜南县医疗信息公开方面的改革主要从这几方面着手：一是从制度建构为切入点来推动医疗服务信息公开。规范信息公开的各类要素，特别是对信息公开的内容、时间安排、方式、程序、反馈、监督、信用和绩效考核等方面形成制度，力推规范化、法治化、程序化、反馈化、闭环化，创新信息公开渠道，充分利用网络、微信公众号等方式，建立公开载体，健全内部约束机制，促进信息公开。二是更好地完善信息公开内容，不断扩大公开覆盖面。对涉及人事、财务、资金和诊疗行为的一切信息都予以公开，特别是与人民群众切身利益相关的各类事项，除了一些传统公开项目之外，将医疗卫生机构及其科室情况、各类诊疗费用和质量、满意度调查、药品耗材、检查信息等都进行公开。实现了人民群众明明白白就医。三是全面提升医疗卫生信息公开的信息化、数字化水平。阜南县县域医共体建立了系统集成、数字化、运行有效的医院管理信息系统（HIS），成为信息公开的重要载体，提升了信息公开效率。四是强化监督和绩效考核，将信息公开融入其中，作为兑现奖惩的重要依据。在传统模式中，信息公开的内容和水平，往往并没有纳入绩效考核之中，而且对其监督活动也缺乏一套有效的监督和反馈机制。对此，阜南县对其进行了改革，在加强监督促进医疗信息公开落实方面做实了很多工作，在医疗卫生绩效考核系统中，建立专门的信息公开监督机制，将信息公开的效果和满意度作为绩效考核的重要指标内容。同时，在系统外部建立了广泛的社会监督体系，对广大人民群众开展医疗信息公开的意见和建议进行吸纳、转化，并建立医疗卫生信息公开评议制度，以民主评议促进信息公开。五是构建医疗卫生信用管理制度。随着工业社会向数字社会的转变，信用机制在社会经济运行中的作用更加重要，特别是针对自然人的约束更是效果显著。在推动医疗卫生体制改革过程中，阜南县建立医疗卫生领域的信用机制，加大对医疗机构监管力度，实施信用积分制度。同时，健全医疗卫生机构和医务人员的信用记录和数字信息体系，将信息公开统一纳入信用信息数字平台，对严重违反信用人员实施行业禁入等措施，开展第三方信息评价工作，定期公布医疗卫生机构的信用评价结果，作为相关主管部门进行行政管理的依据。

三、降低制度性交易成本，全面打造有效率组织

道格拉斯·诺斯提出了"有效率的组织"概念，它主要是组织架构能够降低制度性交易成本最小化的组织状态，之所以创新能够不断涌现，很大程度上得益于有效率组织发挥的作用。传统医疗卫生体制下，主要是以大医院为医疗卫生资源供给中心的单中心模式，带来了极高的社会交易成本，无法解决人们对医疗卫生服务的需求多样化和供给方式单一之间的内在矛盾。医疗卫生资源过度集中在少数大医院，基层医疗卫生资源不足，也是导致医疗卫生资源横向和纵向配置不畅的重要原因。由于居民担心基层医疗机构无法胜任自己的治病需求，每次看病时，即使

是一个小感冒，也要跑到大医院去就诊，这种就诊方式造成极高的社会交易成本。这一系列问题出现的最终结果是社会医疗卫生资源的运用没有达到最优配置，难以适应公众对医疗服务多样化、灵活性的需求，公众对医疗卫生的满意度处于一个较低水平，而且导致了巨大的社会交易成本和资源浪费，也成为构建分级诊疗体系的重要障碍因素，成为影响医疗卫生体制运行的重要"痛点"。这一切问题的根源在于，由于医疗资源过度集中在大医院，这种"以单一主体为资源配置中心"的格局，无法实现各参与主体之间的"分工"和"制衡"。从阜南县医疗卫生体制改革来看，在组织体系建设方面取得重大突破，以县域医共体为主要载体，实现"群众得实惠、医生有激情、医院能发展、运行可持续"的目标，以医改为突破点，着力建设医共体、医联体，创新新农合支付方式，构建上下一体的高效率组织体系。县级医院主动"下沉优质资源"，做稳村级，实现"未病共同防"，让基层医疗卫生机构在全周期的前端把人民群众的健康管好，成为健康促进的网络支点，把他们做成人们健康的"看门人"，可谓是实现新时代的全生命周期健康管理和社会治理模式的探索，对下一步中国贫困地区推进医改具有重要参考价值。

（一）传统体制医疗机构定位不清，基层机构能力无法适应需求

传统医疗卫生体制的治理模式主要是以政府为医疗卫生资源供给中心的单中心治理模式，这导致医疗卫生资源横向和纵向配置渠道不畅，基层医疗卫生资源不足，对社会医疗卫生资源的运用没有达到最优配置，公众对医疗卫生的满意度处于一个较低水平，也是影响高效分级诊疗体系的重要障碍因素，成为影响医疗卫生体制运行的重要"痛点"，它无法解决人们对医疗卫生服务的需求多样化和供给方式单一之间的内在矛盾。而现代文明发展到了数字社会时代，人民群众所需要的是更加灵活多样的多层面、多方位、多维度需求，这对社会治理体制提出了空前挑战。阜南县的医改就面临如下困难。

第一，医疗卫生资源的投入仍然不足，基础设施建设还需要加强。虽然阜南县前期已经在医疗卫生机构的硬件方面投入了很多，但是面对基层人民群众的需求，医疗卫生机构的基础设施条件还需要进一步改善。比如，阜南县人民医院就面临着场地有限、基础设施布局不合理的问题，就医环境需要继续改善。现有条件严重限制了未来发展，特别是限制了一些远程医疗、人工智能等新技术、新方式的运用。此外，乡镇卫生院和村卫生室更是硬件设施缺乏，急救网络尚不完善，难以适应人民群众对急救的需求，大型医疗设备极其匮乏，很多设备已经用了十几年甚至几十年，严重影响诊疗能力，亟待更新换代。药房建设非常滞后，很多常见药在乡镇和村都买不到，甚至一些基本药物都无法得到充分保障，品种目录过窄，不能满足人民群众的诊疗需要，很多原来常见的药物在乡镇医院和村卫生室买不到，患者只有去药店购买，增加了病人费用，有一些基本药物由于低于成本价中标，厂家最后不愿供货，造成基层医生用药时捉襟见肘，无所适从。药品配送不及时，经常造成一些最常见最基本的药物缺乏。这些问题的出现导致人民群众一旦用药，必须要到县里面去买，成本较高，增加了负担。大量的村卫生室建设不符合规划建设要求，甚至出现卫生室建设用地的权属问题。此外，在阜南县，虽然设立了中医院，但是多年以来，中医诊疗未形成特色的专科门诊和稳定的专家队伍，甚至在中医院大量采用西医手段。

第二，各级各类医疗机构在公共性目标方面的功能定位不明晰，彼此之间没有形成相互分工协作的关系，各级医院职能趋同化，争抢病人的问题较为突出。虽然县域医疗卫生机构中的科室部门更加细化，然而，这些科室部门在开展诊疗互动中，缺乏特色和专长，有些疾病大家都能看，但是都无法精准定位致病根源，长期形成的特色品牌优势也往往走向没落，医务人员想方设法留住病人，而不是心无旁骛地去提升诊疗业务水平，因此，导致一些常见病、多发病（特别是慢性常见病）在县域医疗卫生机构也无法充分应对，大量的病人不得不流动到市级、省级甚至中央级大医院就诊，事实上，相当比例的病人属于能够在基层医疗卫生机构解决的常见病、多发病。

第三，由于县域医疗卫生机构在常见病、多发病方面的诊治能力趋于弱化，也一定程度上导致县域医疗卫生机构医疗卫生业务出现萎缩的趋势，与此同时，市级、省级甚至中央级大医院却出现一号难求的局面，一定程度上成为看病难的重要原因。看病难难在需求与供给在时间、空间和内容上存在的结构性短缺，由于县域医疗卫生机构的业务逐渐萎缩，导致人才待遇下降，很多专业人才不愿意到县域医疗卫生机构去工作，特别是乡镇卫生院和村卫生室，导致人才的逆向选择，即最需要人才的地方却得不到足够的人才，现有的人才还因为其他区域、上级医院诱人的待遇频频流出。比如，在一项就业职业选择调查中，大部分医学院校的大中专毕业生更加倾向于去大城市的三甲医院开展事业，根本不愿意回到老家特别是扎根乡镇卫生院和村卫生室去从事医疗卫生服务。这一系列问题的后果就是，在很多基层医疗卫生机构，能够有效诊治常见病、多发病的专业人才非常缺乏，少数乡镇卫生院甚至无妇产科医务人员。而且，由于基层医疗卫生机构开展的检查项目十分有限，导致医务人员难以精准判断病人的实际病情，从而影响了诊疗准确性。很多乡镇卫生院只能够诊断一些非常普通的疾病，比如感冒、胃肠疾病、慢性支气管炎、高血压，外科只能处理一些简单的小外伤，严重一些的基本上都转到上一级医院进行诊疗救治。到了村卫生室，业务能力弱化的问题更是严重，村医队伍后继无人，且普遍年龄老化，难以适应新技术带来的医疗手段更新，导致无法应付一些常见多发疾病，而且村医承担的妇幼保健、农村防疫、慢性病防治等公共卫生服务也无法保质保量完成。以阜南县为例，全县大部分村卫生室的工作人员只有一人，这就意味着为人民服务的整个过程只由一个人完成。从病人就诊量体温、测血压、做皮试、开处方、穿刺到结束，这样的流程病人一天最多只能接待10人，至于一些医疗文书的书写、合作医疗的减免等工作，就要靠加班才能完成。

第四，由于大部分病人要流入外地治疗，导致病人的医疗成本大大上升，"有病看不起"的现象非常常见，甚至影响到了家庭和社会稳定，很多病人不得不转到县外医院，显然会增加病人负担。据阜南县对相关疾病的治疗统计数据，以普通阑尾炎为例，如果在阜南县本地的县级医院治疗，患者在报销后需自行承担大约 1500 元左右，而如果病人去市级医院就诊治疗，报销后自行承担大约 3000 元左右，而如果外流至省级大医院，那么自行承担额度上升至 6000 元左右。显然，病人到县外就诊，会显然提高患者的家庭负担，甚至这成为因病致贫、因病返贫的主要因素之一。而且，大量病人到县外就诊，也对医保基金带来显著压力。由于病人对病情心里没底，导致他们往往要到多个医院去重复就医，为的是相互印证自己的病情，以更好地对症下药，所以会不同程度上导致县外就医费用快速上升，相应地，医保耗费也会随之增加。

总之，现行医疗卫生体制的一系列问题会导致大医院"一床难求""人满为患"，甚至挂个号都非常难，而县域医疗卫生机构的病人趋于减少，到了乡镇卫生院和村卫生室，可以说是"门可罗雀"，大量的资源闲置。由于纵向层面的医疗卫生机构的不平衡、不充分，导致大医院的优质医疗资源非常紧张，严重制约服务效率和服务质量的提升，这成为人民群众看病难、看病贵的体制性原因。在这种背景下，对医疗卫生体制进行全方位、系统的变革，有着非常迫切的需要，符合以人民为中心的改革理念。

（二）深化县域医疗卫生体制改革，提升纵向分工整合能力

在县域医共体中，通过整合县级、乡镇和村级三级医疗卫生机构，由县级医院牵头，相应的乡镇卫生院和村卫生室参加的新型组织与服务实现形式，创新了运行机制，让各级医疗卫生机构的资源配置纵向进行整合，形成了分工合作能力，实行区域一体化经营管理，在县域医共体内对城乡居民医疗保险基金按照参加人员总数为基础进行预先支付，全面提升了县域医疗卫生机构资源配置效率，全面增强了县级医院的疾病诊疗能力，也提升了乡镇卫生院和村卫生室在疾病治疗和公共卫生方面的能力水平，经过改革后，人民群众不需要到县外就医就可以把病看好，

大大节省了就医成本。

2015 年，阜南县按照"3＋2＋1"模式组建了三个医共体，即阜南县人民医院牵头柴集、朱寨、焦陂等 3 家卫生院组建第一医共体；阜南县中医院牵头曹集、地城等 2 家卫生院组建第二医共体；阜南县第三人民医院牵头段郢 1 家卫生院组建第三医共体。在此基础上，2016 年扩大为"7＋5＋4"模式，即县医院牵头 7 家乡镇卫生院；中医院牵头 5 家卫生院；第三人民医院牵头 3 个卫生院和城北社区卫生服务中心。扩大后的医共体试点覆盖参合人口 81 万余人。2017 年，试点达到全覆盖，形成"14＋9＋5"的医共体服务格局。

在这种纵向合作机制中，按照参加医疗保险人数和年度筹资标准为基础对县域医共体进行预付资金，对结余进行留用分配，成为这个组织体系运转的基础性条件。采取这个制度后，医共体内每一个医疗卫生机构和医务人员都会形成自我控制医疗费用支出的内在激励，这是因为，如果辖区的人民群众健康水平越低，那么发生的医疗费用越多，那么可以用于分配的结余越少。这意味着，如果医院或者医生再开大处方，这样发生的医疗费用也会不断提高，从而导致分配结余减少，以往的医院或医生的"收入"在新制度下转化成为"成本"。同时，通过绩效考核约束（比如临床路径）等解决"有病不治""大病小治"的问题，能够有效地防治医疗费用的不合理增长，也能够严格控制医疗卫生服务质量的低水平，从而圆满实现各个主体所希望达到的目标，医保管理部门也就不用担心过度消耗医保基金的问题，更好地提升医保基金的可持续性。

在县域医共体中，各级医疗卫生机构之所以能够形成稳定的合作分工关系，这是因为从根本上建立了一套利益共享机制，它成为激活县域医共体的内在力量。在县域医共体经营过程中，一旦产生结余资金，其分配方案由县域医共体的县级、乡镇、村级三级医疗卫生机构按照一定的法定程序共同分享，在这个体系中，每一个医疗卫生机构和医务人员都是利益关联方，通过体制机制改革让这些主体有了共同的利益目标——让辖区人民群众更加健康，从而促使县域医共体内三级医疗机构主动采取与人民群众病情治疗所需最匹配的医疗资源，为广大人民群众提供健康促进服务，以更好地控制医疗费用，在提高人民群众健康水平的前提下更多实现结余，更好地分配好结余。与此同时，也圆满实现了相关主管部门树立的分级诊疗目标。这种利益共享机制下，实现县域医共体的县级、乡镇、村级三级医疗卫生机构的共同发展，各级医疗卫生机构医疗服务业务能力的全面提升必然会带来大量的患者回流，广大人民群众一旦有个"头疼脑热"，立马回想到去县域医共体，而不是第一时间想去县外就医。就诊病人数量增加，就会不断增加医保基金的结余数量，由此会提高县域医共体和医务人员的绩效工资收入水平，这显然会形成一个更加良性的发展循环，最终受益的还是广大人民群众。

在县域医共体的组织体系运行中，县级、乡镇和村卫生室之间建立了非常稳定的分级诊疗体制，彼此形成"基层首诊、双向转诊、急慢分治、上下联动"的关系。一是每个县域医共体内，县级医院会与该县域医共体内的乡镇卫生院及其下辖村卫生室签订医共体双向选择协议，一旦有了病人在乡镇卫生院和村卫生室无法有效治疗，那么将定点送至协议县级医院。医共体内各级医疗卫生单位的财政补偿和政府投入方式不变，乡镇卫生院继续保留公益一类事业单位的财政支出标准，财政拨付资金和与非医疗相关的收入并没有纳入县域医共体的绩效分配体系。县域医共体内县级、乡镇和村卫生室的合作逐渐走向紧密合作关系，甚至逐项转向统一实施人力资源配置，统一开展对医疗服务的成本核算工作，统一实施医共体的绩效考核，并统一对医保基金结余进行管理和分配，等等。二是不同县域医共体之间也存在着相互竞争的关系，通过竞争来改进医疗卫生服务质量水平。对于参保人民群众来说，并不限制他们自由选择去哪个县域医共体就诊，这样通过自由选择权来倒逼不同县域医共体提升医疗服务质量。此外，对于乡镇卫生院来说，也赋予其选择牵头县级医院的自由权利，如果县级医院没有履行或者没有充分履行牵头的职责，乡镇卫生院可以不再与其签订合作协议，而转入其他医共体中。这样通过横向竞争和纵向合作，经过一定时间的磨合之后，会形成相对固定的几个县域医共体。三是县域医共体内的各级医疗卫生机构之间实现资源的完全共享、利用。县域医共体内，县级医院、乡镇卫生院和村卫生室共享县域影像诊断中心、县域临床检验中心，以后逐步建设县域心电诊断中心、脑电诊断中心、病理诊断中心以及县域远程会诊中心等诊断和数据资源。同时，上述三级之间建立实时信息共享机制，确保信息的互联互通，特别是在信息管理系统方面，形成了一套系统集成的信息管理体系，更好地促进分级诊疗体系的效率提升。而且，在改革过程中，牵头县级医院往往会与乡镇卫生院联合共建一些特色专科，特别是县级医院帮助乡镇卫生院在重点学科和专科的规划上进行指导帮助，形成这三级医院业务骨干之间的稳定合作团队，取得了非常好的效果。四是在县域医共体内，牵头县级医院主动与上级大医院进行技术合作，构建医联体。牵头县级医院通过各种渠道，与市级、省级甚至国家级医院构建医联体，借力这些大医院的技术优势，提升县级医院的医疗诊治业务能力，并通过人才培养、带团队的方式，发展重点专科，争取医联体内大医院的技术支持。县级医疗卫生机构要结合各自的技术优势，借助医联体的优势，进一步加强阜南县的重点学科（专科）建设，提高县级医疗技术水平在区域内和省内的影响力。到 2020 年，建成省级临床重点专科 2 个，市级临床重点专科 6 个，县级临床重点专科 10 个。一方面，能够有效提升自身治大病的业务能力，另一方面，也与上级大医院形成稳定合作关系，如果病人出现县级医院无法诊治的情况，可以在短时间内将病人上转至医联体大医院，大大降低了病人的成本负担。此外，积极引导社会资源开办有特色的专科医疗机构，与公立医院之间形成差异化互补效应。阜南县县域医共体三级架构详见图 1—1。

（三）理清政府与市场的关系，构建专业化制衡的运行机制

传统医疗卫生体制的最大缺点之一是政府与市场的关系不明晰，甚

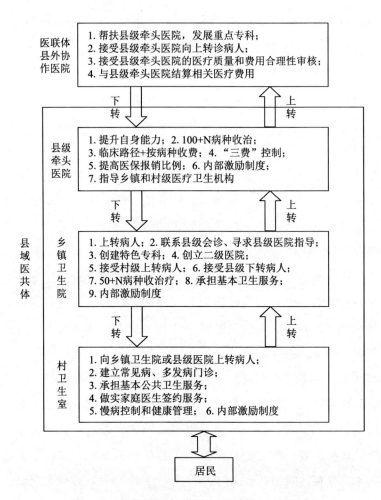

医联体
县外协
作医院

1. 帮扶县级牵头医院，发展重点专科；
2. 接受县级牵头医院向上转诊病人；
3. 接受县级牵头医院的医疗质量和费用合理性审核；
4. 与县级牵头医院结算相关医疗费用

下转　上转

县级
牵头
医院

1. 提升自身能力；2. 100+N病种收治；
3. 临床路径+按病种收费；4. "三费"控制；
5. 提高医保报销比例；6. 内部激励制度；
7. 指导乡镇和村级医疗卫生机构

下转　上转

乡镇
卫生院

1. 上转病人；2. 联系县级会诊、寻求县级医院指导；
3. 创建特色专科；4. 创立二级医院；
5. 接受村级上转病人；6. 接受县级下转病人；
7. 50+N病种收治疗；8. 承担基本卫生服务；
9. 内部激励制度

下转　上转

村卫生室

1. 向乡镇卫生院或县级医院上转病人；
2. 建立常见病、多发病门诊；
3. 承担基本公共卫生服务；
4. 做实家庭医生签约服务；
5. 慢病控制和健康管理；6. 内部激励制度

县域医共体

居民

图1—1　阜南县县域医疗服务共同体三级架构图

至存在政企不分、管办不分离的情况，一些公立医院既是事业单位、又以经营为目标，公立医院隶属于各级医疗卫生主管部门，有着浓厚的行政色彩，人员呈现行政化、编制化的特点，缺乏流动，而卫生健康主管部门既肩负着行业监管职责监管医院，又要作为各级公立医院的主办部门主办医院，这种双重角色，难以实现完全地独立、中立监管，严重影响了医疗卫生体制的运行效率。政府对医疗市场监管工作不够完善，出现了多头管理、交叉管理的局面。医疗服务市场的监管工作分工不够合理，分工存在交叉，无形之中就会产生政出多门、效率低下的情况。政府人员不能科学灵活地运用监管技巧，有了问题部门间相互推诿的情况时有发生。这些也是导致我国医疗保障待遇不平等的一部分原因。同时，职能交叉还会导致公民对于医疗保障乃至政府的不信任，如公民与政府在医疗保障制度这一方面没有达成共识，设计的制度过于繁杂不能使公众理解和接受等。

深化医疗卫生体制改革的重要内容就是要更好地处理政府和市场的关系，明确不同主体在医疗卫生资源配置中的功能和作用，按照市场在资源配置中发挥决定性作用的基本原则，更好地实现资源配置的最优化，要精准区分哪些领域必须政府介入，哪些领域可以市场充分进入。明晰政府和市场的关系的首要方面就是让企业，特别是国有企业，真正成为市场主体，自负盈亏、自主经营，克服政府对国有企业的"父爱主义"，让企业的财产权利更加明晰，以此作为建立契约文化和信用机制的基础和前提，政府的功能和角色是维护正当、正义的市场秩序，甘作一个"裁判员"。医疗卫生体制改革必须要理顺政府相关部门和医疗卫生机构的关系，政府更好地发挥监管职能，医疗卫生机构当好"运动员"。

阜南县早在 2012 年就按照政企分开的理念实施了公立医院改革，通过改革从根本上落实医院的自主经营管理权，切实让医院成为自主经营的独立主体，从管理体制机制、成本补偿、服务价格、组织人事、医保支付和补偿、药品耗材采购、综合监管等各个方面进行了深入改革，理顺主管部门和医院之间的权责关系，让医院的运行更加法治、规范，更好地维护医疗卫生机构的公益性和主观能动性，也让这个机制更加可持续。

概括起来，阜南县深化医疗卫生体制改革的主要举措包括以下几点：一是实行管办分离，对公立医院管理体制机制进行彻底改革。这个方面，阜南县新成立医院管理委员会（简称"医管会"），专门负责对县级医院的管理决策，统筹推进县域医疗卫生体制机制改革和公立医院的管理制度建设，公立医院院长在"医管会"中担任代表并负责决策执行。在县卫生主管部门下设独立的县级医院管理办公室，承担"医管会"的常设管理工作。县卫生主管部门具体承担县域医疗卫生机构的统一规划、统一准入和统一监管等行业管理职能，卫生主管部门负责人禁止担任县级医疗领导职务。二是实施政事分离，建立一套科学独立的县级医院法人治理机制。更好地落实县级医院的独立经营权，县级医院执行"医管会"的决策，具有独立法人地位和人事管理权、内部机构设置权、副职推荐权、中层干部聘任权、收入分配权、年度预算执行权等独立经营管理权。县级医院院长对经营管理实施直接负责，三重一大决策必须经过医院领导班子集体决策程序方才有效。三是推进组织人事制度全面改革，优化县级医院中的选人用人的体制机制，更好地实现人尽其才。按照可持续发展的目标，更好地定位县级医院的功能和业务工作量，根据功能和各个科室部门工作量来全面创新人才岗位管理体制，实行全面聘用制度，改善分配体制，激发医务人员积极性。有效解决以药养医的传统问题，更加提升人员经费占全部业务总支出的比重，更好地提升医务人员待遇水平，让大家凭借精湛的业务能力就能够获得较好的收入状况，让绩效分配向关键业务岗位、临床岗位、技术骨干和有着突出贡献的人才倾斜。

（四）建立城乡统一医疗保障体系，促进社会融合降低制度成本

城乡统一的制度体系是促进社会融合的重要基础和前提，它能够降低不同社会群体之间的制度协调成本，促进社会成员有序流动，降低社会运行成本。早在 2012 年，阜南县就实现城乡社会保障制度的并轨，对城镇居民医疗保险和新型农村合作医疗保险进行一体化管理，从而确立城乡统一的新体制。在管理机构、资金筹集方式、资金缴纳标准和对象、待遇补偿等五个方面均实现了统一，更好实现了制度的公平性，通过建立城乡统一医疗保障体系，发挥了降低社会融合制度成本的效果。这项改革是阜南县在打通城乡制度差异方面的重要尝试，取得了以下效果：一是更好地降低管理运行成本。在传统管理体制中，城镇居民医疗保险和新农合分别由人力资源和社会保障部门以及卫生行政部门各自管理，

在实现统一之前，各自需要建立各自的管理机制、信息系统、管理标准等，各自设定药品报销目录、报销补偿政策，甚至两个标准有很大差异，并行带来了巨大的管理成本。在城乡医疗保险实现统一后，大大降低了管理运行成本。二是提升城乡医疗保险的统筹程度，更好地提高医保基金的抗风险能力。城乡的人口结构不同，两个制度之间的结余状况不同，制度统一之后，一方面增加医保基金资金总量，提升抗风险能力，另一方面，可以及时调整互相的余缺，有利于改善医保基金的收支缺口，强化互助功能。三是城镇居民医保与新农合并轨以后，可以制定统一的政策，解决覆盖人群交叉问题。建立统一的医保经办机构，统一的网络信息，避免各自为政，有利于建立长效的医保机制，两项制度整合可以有效减少此类现象，由一个部门统筹管理医疗保障和医疗服务，有利于避免医疗保障和医疗服务信息不对称。

四、医疗卫生转向"防未病"，大大降低居民治病成本

党的十九大报告明确指出："打造共建共治共享的社会治理格局。加强社会治理制度建设，完善党委领导、政府负责、社会协同、公众参与、法治保障的社会治理体制，提高社会治理社会化、法治化、智能化、专业化水平。"健康是人类最宝贵的财富，社会治理的关键要义是以人民群众的幸福感为导向，医疗卫生一体化就是最大的社会治理。达到社会目标和个人发展目标相融合的状态，帮助人民群众实现全生命周期健康目标，将此理念融入社会治理制度设计各个层面，统筹兼顾、全方位维护、促进人民群众生命质量的提升。通过体制机制改革，让广大人民群众建立更加健康的工作、生活方式，真正让健康理念融入日常生活之中，减少得病概率，更好地将健康做在前面，实现更好的预防效果，同时推进不同医疗卫生机构之间的分工、合作，更好地治好病，降低居民负担，

只有更加健康，才能够从根本上解决医疗卫生体制固有的问题。阜南县通过医疗卫生体制改革将各级医疗卫生机构变成健康促进中心，建立人民群众家门口的"家庭医生"，基层医疗卫生机构的功能不仅仅是治病救人，更重要的是成为传递社会关怀的纽带，让人民群众时刻感受到人文关怀，从而产生归属感。

（一）传统体制"防未病"能力不足，轻健康管理重医疗救治

中国人民的传统健康理念仍然停留在"厚医""厚葬""薄养"，轻健康管理、重医疗救治。很多"80后""90后"曾经不止一次的感慨：他（她）们的"50后""60后"父母长辈活了一辈子都是"舍不得吃穿"，更别说花钱买一些健康产品。殊不知，正是这种传统观念会大大提高患病概率。事实证明，只有更好地"防未病"，才能够从根本上减少后期患病概率，降低治病成本耗费。有人曾经形象地描述过美国人和中国人的健康理念差异：如果同样都是健康支出 100 元钱，美国人用 60 元钱去养生、30 元钱去买保险、9 元钱去看病、1 元钱去抢救，而中国人则会用 1 元钱养生，9 元钱看病，30 元钱吃药，60 元钱抢救，大多数中国人几乎不买商业医疗保险。这虽然是一种"调侃"，但也能非常形象地说明不同国家在健康观念方面的差异。整个健康产业结构的发展是能够反映出这些理念差异的。

受到中国传统农业社会的观念影响，相当比例的人群在一生的最后阶段耗费了大量的医疗费用。早在 2008 年，在海南三亚召开"全国卫生事业发展趋势总编座谈会"上，时任卫生部办公厅副主任、新闻发言人毛群安明确指出，"一个中国人一生中在健康方面的投入，60％～80％花在临终前一个月的治疗上！"① 很多人在生命后期，有些治疗方案让人们陷入痛苦之中，比如，虽然化疗能够显著提高病患的生存概率，但也会

① 《一个人八成健康投入花在临死前一个月》，中新网，http：//www.chinanews.com/jk/kong/news/2008/11-25/1462023.shtml.

对正常的肌体组织带来副作用，人们的生存质量明显下降。从生命质量的角度，这种治疗方法不能算是一个最佳的方案。

而且，在基层的脱贫攻坚中，通常遇到的一个问题就是医疗支出负担带来的因病致贫、因病返贫的问题，阜南县曾经在 2016 年上半年对此做过调查，结果发现，当时在全县建档立卡贫困人口中，因病致贫、因病返贫人口占比超过六成，经过多轮核实调查，阜南县贫困人口主要慢性疾病为脑血管疾病、肺疾病、关节病、糖尿病、精神病等疾病；主要大病为白血病、先心病、食管癌、胃癌、肠癌、尿毒症等大病。因此，脱贫攻坚需要源头治理、系统治理，让广大人民群众养成健康的生产、生活方式，从根本上减少引发疾病（特别是引发慢性疾病）的诱因，这不仅会提升生命质量，而且会有非常明显的解决贫困脆弱性的政策效果。有效针对制约生命健康质量的"梗阻"和痛点，树立全周期的理念，从事前、事中和事后全方位维护人民群众的健康，是医疗卫生体制改革中的重要前提和基础。

然而，从现行医疗卫生体制来看，治未病能力严重不足，"未病防不住"，广大人民群众的疾病预防和治疗两个方面处于"分离"状态。县级医院轻视甚至没有疾病预防管理职能。乡镇卫生院基本医疗和基本公共卫生两张皮、两套人、两套工资供给渠道，信息不通，人员不足。村卫生室由于基本公共卫生资金额偏低，乡村医生更注重基本医疗获取报酬，基本公共卫生处于被轻视地位。由于当前体制机制问题的存在，导致公共卫生领域的人才流失非常严重。据媒体公开报道，2020 年 5 月全国政协十三届三次会议联组会上，全国政协委员、上海市公共卫生临床中心主任朱同玉指出："长期以来，公共卫生类职业薪酬待遇偏低、发展前景狭窄，再加上传染病医院往往地理位置偏远，人才流失严重，处境极为尴尬。"①

---

① 《公卫人才流失严重，应建立能迅速战斗的预备役》，搜狐网，https：//www.sohu.com/a/397232712_260616.

　　这显然撕裂了医疗卫生体制机制的统一职能。从 2020 年新年伊始开始蔓延的新冠肺炎疫情来看，公共卫生领域的人才在疫情防控中发挥了关键作用，特别是开展流行病学调查、实施疫情追溯等方面作了大量工作，这些措施在精准摸排线索，锁定风险传染来源方面发挥了至关重要的作用，为疫情形势得到全面控制提供了坚实基础。而且，在推动健康中国战略中，我们必须要改变人民群众潜意识中的错误观念，特别是一些影响后端医疗费用的众多因素，正是这些错误理念导致部分群众久病不治，小病拖成大病，既提高了后期的治疗费用，也遭受了较多痛苦。

　　根据有关学者的研究，我国疾病负担中，因不良生活方式导致的疾病负担占总数的 58％，例如暴饮暴食、运动不足、过度饮酒等①。有观点认为，1 元的前期健康预防支出能够节省后期治疗支出 8.5 元，并节约 100 元的抢救支出②。有些情况下，广大人民群众缺乏健康意识的重要原因在于对正确保持健康的素养的缺位，甚至他们都不知道很多慢性病、传染病甚至一些突发疾病是可以通过正确的健康生活方式加以避免，特别是在广大农村地区，由于村卫生室的能力极其匮乏，它们难以充当人们身边的健康顾问，导致整个健康教育体系能力严重不足。比如，虽然在广大农村地区，村卫生室负有开展公共卫生和预防疾病的功能和职能，但是从利益共享机制来看，开展公共卫生和预防疾病带来的收入少且不稳定，导致公共卫生和预防疾病这项工作被严重忽视，"重治轻防"的错误理念不同程度存在，严重影响基层开展公共卫生和疾病预防的积极性和主观能动性。这些问题的出现往往导致公共卫生问题高发，特别是重大突发传染病的威胁时时刻刻存在。比如，阜南县每年春秋两季传染病高发期，小儿手足口病发病率居全市前列，成为困扰地方政府的重要难题。

---

　　①　顾雪非：《从"医疗保障"向"健康保障"转型》，人民网，http：//finance. people. com. cn/n1/2016/0819/c1004—28648111. html.

　　②　唐珍：《中国人看病的钱 80％花在临死前一个月治疗上》，中新网，http：//www. chinanews. com/jk/jk—hyxw/news/2009/12—29/2044839. shtml.

因此，要针对现实体制机制运行的弊端，从根本上推动医疗和公共卫生的融合统一，解决两张皮问题，从生命健康全周期，即事前、事中、事后奠定医疗救治和公共卫生联动、彼此职责共担、资源精准配置、分工合作共赢的体制机制。医疗卫生机构由关注治病救人和经济效益转变为关注居民健康。医生由关注治病救人和收入水平转变为关注居民健康。

（二）做强基层医疗机构，建立人民群众家门口的健康网络体系

2020 年新冠肺炎疫情期间，习近平总书记在听取疫情防控工作情况汇报时指出："这次疫情是对我国治理体系和能力的一次大考，我们一定要总结经验、吸取教训。要针对这次疫情应对中暴露出来的短板和不足，健全国家应急管理体系，提高处理急难险重任务能力。"此次新冠肺炎疫情在如此短时间内就迅速扩散到全国各地，现行医疗卫生体系没有在疫情萌发期及时阻断传播渠道，特别是社区医院或乡镇卫生院难以有足够能力应对这种新发重大传染病暴发带来的众多病患，导致前端关口失控，大量病例向大医院集中。党中央审时度势，及时调集全国医疗卫生力量支援疫情严重地区，才把整个局势稳定住，否则一旦失控，对人民健康和现代化建设进程将构成重大威胁。这次疫情给我们带来的教训是深刻的，要借此深化医疗卫生体制改革，转变体制机制，触及"难点"、直击"痛点"，更好地构建以县域医共体为基础的重大传染病预警和应对机制，从疾病治疗为中心转向前端防控和促健康为中心，理顺县域医院管理体制机制，构建前移关口、利益激励、分级诊疗、强化基层的医院管理体制机制，通过医疗共同体建设，打通大医院和基层医院之间的资源流动通道，构建利益正向激励相容共同体，构筑防范疫情的制度化、常态化社会"免疫系统"。通过制度创新创造出一种持久的、稳定的资源共享机制，建立政府以及相关主管部门、县级医院、乡镇卫生院、村卫生室以及广大人民群众等不同主体之间的分工合作、制衡关系。"问题导向"仍然是制度演化的重要动力。在医疗卫生体制中，如何全面加强基层医疗

卫生机构的医疗服务能力，引导资源向基层医疗卫生机构流动，并建立与大医院之间的分级诊疗关系，成为破解资源过度集中在大医院问题症结的关键所在。

从全生命周期的横向资源配置来看，妥善处理好医疗和公共卫生之间的资源配置关系，也是深化医疗卫生体制改革需要处理的基本问题。从当前来看，我们必须要扭转对于公共卫生资源配置的错误理念，特别是少数人仍然持有重医疗轻公共卫生的错误看法。

习近平总书记指出："治理和管理一字之差，体现的是系统治理、依法治理、源头治理、综合施策。"国家卫生健康委的成立深刻体现了健康融入医疗卫生体制的改革和发展趋势，从源头改革传统体制、建立与健康促进为导向的新体制，改革与新时代促进人民群众健康不适应的行政管理体制机制，推动现有医疗卫生监管职能的重塑、优化，建立以预防为主要导向，强化公共卫生职能，在前端强化保持人民群众健康、降低得病概率，提升生命质量，全面落实以前端健康、预防为主的政策和制度体系，提高社会医疗卫生资源配置的总体效能。这种理念下，着力改变公共卫生系统在医疗卫生体制中的地位，更好地强化公共卫生人才队伍建设和开展以预防为导向的公共卫生教育，将现代医疗卫生理念送达全体人民群众。从此次疫情防控的重要经验来看，完善的基层公共卫生体制能够有效追踪并阻断传染渠道，将疫情蔓延的隐患扼杀在萌芽状态，成为有效应对疫情扩散的治本之策。

从此次疫情防控所取得的成绩来看，阜南县打造全周期的生命健康安全体系，全面构建"基层首诊、双向转诊、急慢分治、上下联动"的分级诊疗机制。对县内医疗卫生资源进行系统、全面整合，突出以强化基层医疗卫生机构能力为重点，通过推进县人民医院改革，县域医共体内人、财、物、政策等方面，全面向乡镇卫生院和村卫生室倾斜，建立县级医院和乡镇卫生院之间相互协调、配合、统一的多中心网络体系，建立专业化制衡的组织体系，从源头彻底解决"大医院人满为患、基层医疗卫生机构门可罗雀"问题。制度创新的关键在于完善分级诊疗体系，加强基层医疗机构能力，建立县、乡、村三级分工协作机制。阜南县的改革经验主要有以下几个方面。

第一，对县域医共体内县级、乡镇、村的三级机构的功能定位进行差异化界定。县级牵头医院的主要功能界定为县域内人民群众提供基本医疗公共服务，对急危重症病人进行医疗抢救，对人民群众遇到的疑难杂症及时向上级医院转诊，并承接上级大型医院向下转诊的病人在日常康复期内的诊疗服务，还要承担对县域医共体内的乡镇卫生院和村卫生室实施业务指导。乡镇卫生院和村卫生室的主要功能定位是为人民群众开展首次诊断服务，承担人民群众的常见病、多发病，特别是慢性病的日常护理和服务，对无法治疗的疾病及时向县级医院实施转诊，同时承接县级医院已进入稳定期病人的日常康复护理工作，开展二级以下手术、住院分娩等常见手术。此外，在县级医院的指导下，乡镇卫生院会与村卫生室共同承担辖区人民群众的基本公共卫生服务，为人民群众担当家庭医生。

第二，县域医共体内的县级医院、乡镇卫生院和村卫生室紧密合作，互帮互助，形成紧密型合作组织。县级医疗机构作为龙头地位的牵头医院，在加强自身能力建设的同时，对乡镇卫生院给予帮助扶持，对乡镇特色专科建设给予技术指导，同时还要对乡镇卫生院和村卫生室开展公共卫生业务提供帮助，并与之协同实施绩效考核。乡镇卫生院也要担负起对村卫生室的技术指导和帮助以及村医的培训工作，并更好地监督村卫生室做好公共卫生常见服务工作。县级医院、乡镇卫生院、村卫生室三级医疗卫生机构间实行双向转诊，上级医疗机构负责落实下级医疗机构上转病人的接收和治疗，下级医疗机构接收下转病人，并做好后续治疗和康复工作等。同时，三级医疗机构形成制度约定。在县域医共体内县、乡、村三级医疗机构共同形成章程，根据牵头医院、乡镇卫生院和村卫生室不同的绩效考核指标，形成定期考核、培训、管理以及资金运行管理等各项制度，完成分级协作制度建设。

第三，将乡镇卫生院和村卫生室的资源进行协同，整合健康导向服务力量，真正将人民群众健康管起来。人民群众的健康水平往往要从源头抓起，特别是要对一些常见的错误理念纠偏。针对这个问题，县域医共体内县级医院成立常见病、多发病专家宣讲服务团，会同乡镇卫生院和村卫生室的相关专业人员，经常深入农村地区开展健康知识素养宣讲活动，普及健康知识，让人民群众从误区中摆脱出来。此外，充分了解辖区人民群众的健康状态，对每个就诊的患者均建立健康档案，对症施治，实行"一单一方"，不仅仅停留在治疗之时，在病人诊疗后期康复期间，也要采取跟踪管理措施，真正将每个群众从得病的事前、事中、事后等全周期全面管起来，实现全生命周期健康管理目标。县卫生行政主干部门对县里医疗卫生的监管和业务力量整合起来，包括疾病预防控制、妇幼保健、卫生监督、爱国卫生运动、中医医院等各个领域的专业力量，定期对各个乡镇、村卫生室进行督导、指导，定期考核，更加扎实地做实、做细人民群众的全生命周期健康管理工作。建立乡镇卫生院和村卫生室"分级管理、团队协作"的三级包保责任制。每个临床医生都对本辖区内的村进行包村管理，打破传统的基本医疗服务和基本公共卫生服务各自为政、两张皮的机制问题，将健康管理做到平时、深入每个群众。由于对乡镇卫生院和村卫生室的基本医疗服务和基本公共卫生服务进行协同考核，把公共卫生状况和健康状况也当作评定绩效工资的重要依据，每个医疗卫生人员便更有激情去做好这项工作，这种机制创新改变了原来村卫生室在开展基本医疗时"没输液，没收入"和基本公共卫生服务"干活多、拿钱少"的问题。

第四，完善健康导向管理制度，建立县域医共体综合绩效评价体系，将医疗卫生工作者的积极性引导到确保人民群众健康方面。在制定县域医共体综合绩效考核评价方面，阜南县构建涵盖健康促进、公益性功能发挥、医疗服务质量与效率、医共体和各级医院运行质量、医疗卫生费用控制、患者综合满意度的综合评价体系，将上述方面作为主要考核内容。对病人每次门诊、住院的费用支出规模，医疗卫生总费用支出规模，医院和各科室收支结构，大型设备检查的阳性比率，高价药品的使用状况，检验检查、耗材、自费药品等医疗服务收入的占比等指标体系进行重点监测和有效控制，最大程度地降低了医疗服务的过度治疗行为。

第五，更好地引导医疗卫生服务资源下沉到基层，建立覆盖全县的家庭医生签约服务制度，特别是聚焦于老龄人口，长期罹患高血压、糖尿病等慢性病的人群以及脱贫攻坚对象等。以县域医共体为基础，建立县级医院、乡镇卫生院、村卫生室三级签约机制，以县级医院包村医生为基础，实施"百名医师进村室"工程，带领乡镇卫生院相关医务人员和村医组成健康服务团队，到每个村、每个社区推动签约服务，将老龄人口，长期罹患高血压、糖尿病等慢性病的人群以及脱贫攻坚对象等重点人群作为优先签约对象，在推动签约服务的同时，注重健康数据的积累。为每个村卫生室配备了健康一体机，对身体常见指标比如尿常规、心电图、指测血糖等进行监测和监控，引导基层医疗卫生机构用好健康一体机，更好地优化全民健康体检，全面提升重点人群的血压、血糖控制水平。优化医疗保险管理制度，提高签约慢性病重点人群在乡镇卫生院的报销比例，更好地引导他们积极去乡镇卫生院进行治疗，减少县外就诊的数量。此外，还在宣传方面拓宽渠道，运用广播、电视台、互联网、微信公众号、报刊杂志等，多角度、全方位地向广大人民群众开展健康宣传教育。在乡镇开展"健康一条街"活动；在村里制作健康宣传墙；在学校开设健康教育课程；在乡镇和村里广泛开展"医德之星""服务之星""健康之星""健康村""健康家庭"等先进评选。通过营造健康宣传氛围，引导群众逐步改善生活方式，从而减少疾病发生。

第六，在深化医疗卫生体制改革中，阜南县全面加强医疗公共卫生人才队伍建设，注重卫生人才的引进和培养，他们意识到，只有建立一个富有活力人才队伍，才能够更好地为县域人民群众服务好。医疗公共卫生人才的缺乏往往成为制约县域医疗卫生体制改革的"短板"，为此，阜南县积极做好医疗卫生的高层次人才引进工作。由于传统医疗卫生体制的影响，县域医疗卫生机构的待遇低、工作量大，阜南县通过体制调整，制定人才激励政策，在吸引高层次医疗公共卫生人才和加大现有人才的培养方面作了非常多的工作，取得了非常好的效果。阜南县拿出专项资金鼓励县级、乡镇、村里有积极作为的在职专业技术人员攻读硕士及博士学位，同时，在医联体签约医院的帮助和指导下，对县级医院的重点学科和优势学科进行重点投入和建设，特别是加强县第一、第三人民医院，妇幼保健院和中医院的能力建设，每年遴选一批素质好、业务精、具有发展潜力的后备技术人才到三甲以上医疗机构进修学习半年或1年。加快全科医生培养、成长，遴选一批具有较强进取心、有担当、有进步愿望的专业技术人才，参加学历或继续教育培训，提升学历层次和专业技术能力。阜南县的目标是，到2020年全县涌现出一批在区域内或省内有一定影响力的专业技术人才，达到每万名居民2~3名全科医生的发展目标。同时，还针对乡镇卫生院进行专业人才培养，实施专业技术骨干培养计划，每年分批次对乡镇卫生院选送的专业技术骨干进行为期1~2个月的进修学习，努力培养一支专业技术过硬、职业道德优良的基层医疗卫生机构专业技术骨干队伍。以县卫生学校为基础开展基层卫生技术人员在岗培训，建立基层卫生技术人员培训中心，以县第一人民医院和县中医院为依托，建立两个基层卫生技术人员培养基地。

简言之，阜南县通过推进医疗卫生体制改革创新，构建县域医共体的制度体系，大大降低了社会交易成本和人民群众的就医负担。特别是改革全面提升了县级医院和乡镇卫生院在疾病诊治方面的能力水平，还构建三级医疗卫生机构之间的分级诊疗和转诊制度，让广大人民群众足不出户就能够享受到更专业、更优质的医疗卫生服务，不必再像以前一样到处奔波、重复就医，大大降低外出就医的各项成本，人民群众纷纷选择在县内就医。从2015年启动改革到2017年，阜南县县外住院人次占比为23%，较改革前同比下降6个百分点，居民住院实际补偿为66.2%，同比提高6个百分点，其中县内住院实际补偿比为81.3%，同比提高6个百分点，大大减轻了人民群众的医疗成本负担。对医疗机构来说，通过纵向一体化的方式，强化基层医疗卫生机构建设，居民以往自行承担的信息成本和搜寻成本转移到了医疗卫生机构，县域医共体可以凭借专业化优势，在体系内对医疗卫生资源进行按需实时调整、优化，人们需要什么、需要哪些方面，县域医共体可以迅速进行回应，而且在回应人民需求时，运用了一大批先进医疗卫生技术和数字技术，不仅激发了县域医共体的活力，围绕健康促进这一主题已经初步形成了新的健康产业体系。

（三）建立预防医疗融合模式，积极布局社会健康体系

阜南县以医改为抓手融合创新社会治理机制、让社会健康能力大幅提升，建立预防医疗融合模式，积极布局社会健康体系，促进了社会协同治理水平，圆满实现了社会和谐。"改医"先"改人"，将人的理念从"治病"转向"健康"。

阜南县以提升人民群众全生命周期健康为根本着眼点，深刻践行健康中国战略，打造健康阜南品牌，走出一条"强县、活乡、稳村"发展之路，强化县级医院看大病的能力水平，提升乡镇看小病的能力水平，发挥村卫生室在预防和医疗服务方面的功能作用，不断完善县、乡、村三级医疗卫生服务网络建设，以全科医生和县、乡、村三级专业医务人员为团队基础，完善家庭医生签约制度，扩大覆盖面，积极布局社会健康体系，唤醒人民群众加强事前预防的意识，为县域内人民群众提供更加优质的预防和公共卫生服务，提供初级诊断、健康管理和双向转诊等全科医生服务。在预防医疗融合体系中，着重加强常见病、多发病，特别是慢性病的预防和控制，创建慢性病综合防控示范区，通过动员广大人民群众平衡健康饮食、开展健身运动，倡导健康生活方式等各种形式来做好慢性病预防和控制工作。

在制度方面，更好地推动预防和公共卫生资金的合力，实现投入、信息共享、绩效管理和公共服务的全面融合。在不改变基本公共卫生资金的投入渠道和不改变使用主体的前提下，将其全面纳入县域医共体的预算资金范围内，将人民群众的健康状况改善工作和基本公共卫生制度的实施效果作为兑现基本公共卫生资金发放的主要依据，实现县域医共

体资金和公共卫生资金的一体化效应。此外，在县级医院中设立县域医共体的工作任务落实绩效奖励，设立专门的医共体绩效指标，专门用于县级医院各个科室和各个专业技术人员在县域医共体工作落实情况的奖励，比如，如果县域医共体内双向转诊率提高，那么这部分奖励会兑现给相关团队和相关科室。此外，落实医疗服务业务培训任务情况，驻点包村医师业务能力提升、遴选病种外转率、专业病种住院率等都作为绩效奖励的重要考核内容。对所有村卫生室实施一般诊疗费的打包预算，根据全省平均水平合理设置一般诊疗费预算水平，优化诊疗费拨付方式。

此外，在信息体系架构设计方面，阜南县按照医疗服务机构信息和基本公共卫生信息相融合的理念，建立覆盖全县、对接各个部门的系统的全民健康信息平台，圆满实现阜南县域内的人民群众健康信息的交互使用，特别是人口流动条件下，构建以每个人为管理对象，实施动态信息管理的居民健康档案管理系统，在这个系统中，将人民群众的基本医疗服务信息、基本公共卫生信息、县外医疗服务信息以及妇幼保健等健康信息进行了整合，各级医疗机构可根据权限和需求实现对居民相关健康信息的调取。

以慢性病管理为例，针对当前基层群众患高血压、糖尿病等慢性病越来越多的情况，阜南县从这类慢性病作为切入点，以县域医共体三级医疗卫生机构为基础，组建全周期健康管理团队，尝试构建慢性病患者的全周期健康管理模式，目标是让县域医共体及各级成员机构为群众提供连续性、适合自身情况，在病情发展的不同阶段的健康管理服务，使得全周期健康管理率达到90％以上，血压、血糖控制率达到70％、80％以上，等等。围绕这个目标，县域医共体开展签约服务、调整支付方式、开展双向转诊、强化对口帮扶、调整药品目录以及改造信息系统等工作。

未来，阜南县将会继续深化改革，继续对预防医疗融合模式再夯实、再深化，根据县内不同区域人口的特征，按照差异化发展的理念思路，以人的要素分布为基准评估医疗卫生资源的承载与发展能力，对全县的医疗卫生机构划分成县域医疗卫生中心、县域医疗卫生次中心和医疗卫生综合服务保障基地：将四家县级医疗卫生机构（即阜南县人民医院、阜南县中医院、县妇幼保健院、阜南县第三人民医院）打造成为县域医疗卫生中心，这类中心的功能是有足够的能力向全县提供紧急救援、疑难病症诊疗和专科医疗服务，在临床学科、人才培养、医学科研、教学等领域发挥引领作用；将乡镇中心卫生院打造成为县域医疗卫生次中心，重点以柴集、黄岗、曹集、段郢、焦陂、朱寨、地城等乡镇为中心，功能是更好地承接县级医院向下转诊病例，承担县域内常见病、多发病的治疗；除了以上中心卫生院之外的一般卫生院和部分社会医疗卫生中心则作为综合服务保障基地。建立各个中心分工明晰、相互协作的整合型医疗卫生服务体系。在深化改革中，继续强化基层能力、扩大优质医疗卫生服务资源供给、补齐医疗卫生服务短板。

（四）以医养融合为支点，实现社会协同治理

随着人口老龄化趋势的发展，"老有所养""老有所医"已成为社会关注的热点，也是困扰广大人民群众的痛点和难点，如何能够做好医养相结合的养老服务体系，是摆在我们面前的一个新课题。如何形成医疗体制改革的社会协同治理机制，贯穿医疗和养老，提升全生命周期健康的社会服务能力，成为医疗体制改革的重要目标和内容。

从现实改革来看，阜南县大力扶持医养结合新型养老模式，探索医养结合的新体制机制，充分利用现有的医疗卫生资源，与养老服务体系有机结合，更好地满足不同人民群众对养老服务的灵活化、个性化需求。一是摸清养老领域的现状和痛点。掌握人民群众对养老需求及其发展趋势，更好地为制定医养结合的发展规划奠定坚实基础。二是构建医疗卫生机构与养老主体之间的紧密合作机制。养老的服务对象是老龄群体，往往其日常生活离不开医疗服务，而医疗机构往往也有着对诊疗病人康养的服务需求，两者有着天然的纽带关系。阜南县着力推动医院卫生服务机构与各类养老主体形成分工合作的机制。各个医院为养老主体或机构开通绿色通道，全面提供快速预约、快速挂号、办理手续、养生保健

等各类服务，后者产生医疗服务需求，前者立马就能够满足，确保入院老年人能够得到悉心照料。积极鼓励养老机构主体开展医疗服务工作。在养老主体内部，各个医院也设立了具有资质条件的分支诊疗场所，其相关硬件和软件建设纳入地方医疗服务发展规划，专门为老年人提供诊疗服务，能够为老年人病愈之后提供护理服务。同时，也鼓励二级及以上标准的医院与养老机构开展对口合作，甚至推动合作共建。此外，用政策激励医疗卫生机构开设专门的老年科或老龄门诊，盘活自身的资产资源，与养老服务相结合，通过功能改造和调整，将部分院区资产转变为具有医养融合功能的养老院或养老中心，重点对无人照料的失能、半失能、残疾老年人口提供康养服务。三是不仅将康养服务的理念进入养老机构，还进入每个家庭、每个社区和每个农村。在中国人口老龄化的当前，老龄人口的需求是多元化的，既要建一批养老院或养老中心，又要探索家庭社区养老，阜南县在这方面力求各种形式融合，全面加强老龄人口的健康档案信息管理，对每个老年人的服务需求都全面掌握，在推动家庭医生签约时，也增加了一些附加功能，为签约老龄人口提供家庭护理、心理对话、家庭诊断、家庭理疗等各方面的上门服务，将相关项目费用纳入医保之中，真正体现医疗保险在促进健康方面的导向。四是大力提倡社会力量和社会资金进入医养融合领域，推动市场主体多元化发展。人民群众的需求就是产业发展方向，仅凭公办机构的"一腔热情"是难以满足社会需求的，需要引入社会力量进入医养融合领域，更好地扩大产业规模，扭转人民群众的传统理念，设立更多医养融合机构、老年护理、老年康复市场主体，运用市场的力量盘活资源、带动就业。对符合产业发展规划的，一律实现简化审批手续，在制度政策上给予与公办机构一样的待遇。此外，疫情期间，中医药在预防和治疗新冠肺炎方面发挥了至关重要的作用。据中国科学院院士、中国中医科学院首席研究员仝小林所带团队研究结果显示：中医药治疗新冠肺炎，轻症患者病情无一加重，重型/危重型患者病亡风险降低八成多，康复患者症状改善复阳率低。从轻症、重症/危重症到康复期，是治疗新冠肺炎的三个不同阶段，构成了一个完整链条。治疗新冠肺炎，中医药全过程起效，彰显其独特的优势和作用，为全球抗击疫情贡献了中国智慧①。因此，在深化医疗卫生体制改革中，需要将医养融合发展与中医药结合起来，大力发展中医药医养融合业务，以中国传统中医药为依托，大力发展食疗、药疗、心疗等中医药的特色医养融合方式，把更多的优质中医药资源引进来，纳入医养融合发展规划。五是顺应时代发展需要，将更多更先进的医疗服务技术应用于医养融合领域，提高效率和精准度。更多运用医养大数据、云计算、互联网等新产业、新业态、新模式，发展互联网移动医养融合体系，让老年人更加便捷，为它们提供多元化、在线的医养融合业务。通过医养融合体制机制创新，真正实现养老机构由单纯的生活养老服务向"医疗护理、心理护理、生活护理"三位一体的医疗养老服务转变，切实增强养老机构新模式的社会影响力，有力地推进阜南县养老服务体系和医疗卫生体系的协同建设，在社会治理方面作出突出成绩。

总之，阜南县在推动医疗卫生体制改革中，通过全生命周期健康价值链的打造，彻底转变政府职能，走出传统的医疗卫生体制思维误区和改革误区，回归以人民为中心的改革本位，完成了医疗卫生体制与社会治理模式的全面融合创新，实现经济、社会、资源、环境与人的发展共赢共生共享的健康治理架构，也着重构建了全生命周期健康信息普遍服务体系，保障居民的医生、医疗和药品的知情权，通过体制改革跟上高端的医疗服务技术的最新进展、通过现代信息手段帮助人民群众以较低价格获得更好医疗服务，通过家庭医生签约让人民群众得到全周期的健康服务保障，大大减少了医疗卫生体制的制度性交易成本，形成医疗卫生体制的良性循环机制，对国内开展医疗卫生体制改革具有非常重要的借鉴意义。

---

① 《治疗新冠肺炎　中医药全过程起效》，国家中医药管理局门户网站，http：//www.satcm.gov.cn/xinxifabu/meitibaodao/2020—04—04/14460.html.

第二章

建立现代医疗卫生信息体系，
全面提升社会资源配置效率

　　当前，随着互联网技术的巨大进步，人类社会正在从工业社会向数字社会转型迭代，整个工业社会下的经济社会结构和运行格局都在面临着重大变化。进入新时代后，中国已经站在人均 GDP（国内生产总值）一万美元的重要门槛上，在不断取得新的经济发展成就过程中，更好地培育和形成新的增长动能，实现高质量发展目标，必须主要依赖于人的活力。正是人的活力得到全面激发，大数据、区块链、云计算、物联网等新产业、新业态、新模式才会迅猛发展，极大影响医疗卫生领域的构建和完善。传统医疗卫生领域是高度专业化的领域，分工十分细致，通过现代医疗卫生信息体系，更好解决信息不对称问题，构建起以智慧医疗卫生体系为中心的新模式，重塑医疗公共卫生服务流程，有效缓解看病难、看病贵问题，建设一个开放共享的医疗卫生大数据信息系统，保障医疗公共卫生数据安全互通，深入挖掘数据利用方案，全面提升医疗卫生资源配置效率，对医疗卫生体制改革提供重要支撑。

一、构建医疗卫生数据信息公开体系，"公开透明"打造公信力

医疗卫生的信息化、智慧化是中国医疗卫生体制改革的重要方向和必然趋势，数据的连通性成为进入新时代后经济社会发展的新方向，医疗卫生大数据产业正成为高速增长的国家支柱产业，成为产业转型升级的重要路径，也正在成为产业创新驱动发展的先导力量，数据将显著降低供需双方之间的信息不对称，使得供需双方可以进行信息的实时对接。供给方完全可以根据需求方的实际需求来量身定做。生产什么、生产多少、怎么生产等问题不再存在，"生产过剩"现象也将不复存在。政府将各个领域的原始数据进行集合、处理、分析，能将隐藏在复杂医疗卫生信息系统运行过程中的相互关联、相互融合的本质规律全面展示出来，让信息在各个医疗卫生机构中充分流动、系统共享，不仅能够更好地降低医疗卫生运行成本，还能够让整个医疗卫生资源实现精准投送、精准配置，让整个医疗卫生体系变得更加透明，透明就是生产力就是公信力。

（一）精准定位问题症结，树立制度政策靶向

信息的精准有效传播、流转，让广大人民群众知晓与自身利益相关的一系列信息，尤其是涉及人民生命健康的医疗服务信息，更是全社会关注的热点和重点。医疗卫生服务信息学习成本较高，普通群众往往了解信息不充分不完整，必须采取各种形式降低获得信息的门槛，实现医疗服务信息的精准传递。建立医疗卫生信息公开的体制机制，能够让社会公众和相关利益相关方更好地跟踪和监督整个医疗卫生体制的运行状态，转变为以人民需求为中心，更好地做到精准服务、全周期服务，推动医疗卫生事业向纵深发展，为人民群众提供更优质的医疗服务。还能

够消除医患关系产生各类问题的源头症结，让医务工作者和病人之间的沟通更加直接、了当、透明，解决当前医患关系的系列矛盾问题。可以说，医疗服务信息公开是拉近医患之间距离，优化医患关系，促进医疗卫生服务市场健康可持续发展的必由之路。精准定位医疗卫生信息公开方面的问题，树立未来医疗卫生领域的制度政策靶向，成为深化改革的至关重要方面。

第一，医疗服务及产品是一种特殊的具有高度专业化的产品服务类型，如何更好地规范医务行为，让患者具有更加明晰、自主的判断能力，既是一个问题，又是重要的改革方向和趋势。随着医学体系的不断发展，医疗卫生体系成为高度专业化的分工体系，在研究人体的各个系统、各部分运行机制过程中，形成不同学科兼容、协调的格局，不但医疗卫生服务消费者难以理解其中的机制，即便是身处同一学科内的不同研究方向的专业人员都未必对其他领域非常熟知。这种专业特性导致该领域具有高度的信息不对称特征，在医疗卫生服务的消费过程中，医生的判断往往是诊疗方案的基础，医疗卫生服务消费者无法对此做出专业判断和比对。医疗卫生服务的主导权实际上掌握在医生手里。由于专业知识限制，患者对供给方提供怎样的医疗服务、医疗服务价格高低、质量水平以及供给者的努力程度等所掌握的信息十分有限，无法完全做到独立、自由选择是否消费某种医疗卫生服务，在很多情况下，只能被动接受医疗服务。在这个供需双方的博弈中，医疗卫生机构作为供给方显然在医疗服务的项目选择和价格确定方面有着绝对优势，如果没有第三方专业机构的有效监管，很容易出现供需双方在医疗卫生服务市场中的不平等地位问题。再加上现行医疗卫生体制中以药养医的体制影响，医生可能会为了追求利益最大化采取有倾向性的诱导需求行为，在服务质量一定的条件下索取高价。

第二，医疗卫生服务价格的信息不对称，也会给患者带来困惑和疑虑，甚至导致患者对医务工作者的不信任，成为医患关系紧张的重要原因。部分医疗机构并没有建立针对人民群众医疗卫生服务收费项目的明晰查询制度体系，或仅对部分收费服务项目作了公开，导致人民群众无从查询或者难以全面摸清各类收费项目的详细来龙去脉，在涉及医疗保险报销补偿、贫困人口医疗救助等方面，也无法实现信息的完全对称。药品、耗材、检查往往是人民群众最关注的领域，然而，对一些常见药品的通用名称、价格水平、生产日期、生产工厂、具体规格、功能功效、计量使用等，以及一些医用耗材的使用规格、型号功能、价格水平、规格标准等往往缺乏全方位披露，或者没有提供明晰的服务查询以及清单品目。在针对检验检查时，对门诊或者住院的医疗支出费用清单，使用药品、耗材等具体详细情况，也没有制定规范详细的清单品目。由于药品、耗材和检查的价格核定基本上是由相关行政主管部门来进行核定监管的，不同规模的医院、不同区域、产地和生产工艺的药品、耗材和检查检验项目，可能在价格上会有所差异。然而，病人往往不了解其中的定价机制，通常只看药品、耗材和检查名称，难以考虑不同产地、不同规格、不同材质对价格带来的差异影响，如果信息公开不能答疑解惑，可能会对价格产生疑问。

第三，医疗卫生服务信息公开大部分是医疗机构主动公开的结果，缺乏相关强制性信息披露的制度与标准。由于相关强制性信息披露制度不完善，病患往往只能通过医院等级、品牌、高级职称数量，甚至亲朋好友的口碑来辨别和选择医生，信息搜寻成本非常之高，而且缺乏可持续性。医疗卫生信息公开方式比较单一，基本是采取单方面主动公开的方式，大多数没有考虑到患者需求。医疗卫生机构往往没有接受患者、公众的请求主动公开信息，更谈不上尊重患者的知情权。即使有信息公开措施，就公开信息范围而言，公开的信息大多是医院的就医程序、职能结构、规章制度、医疗科室或医院领导的简介等。对于更加实质性的信息，特别是与医疗卫生服务业务密切相关的信息，披露并不充分。比如，从阜南县域医共体运行信息公开的经验来看，医生职业资格登记、各项病情诊断技术许可、县域医共体和医联体的服务范围和治疗规程、大型医疗设备的技术参数和使用人员的相关资质、各类医疗服务的技术标准和服务内容、门诊和手术相关收费信息，甚至一些医院服务的重大项目的投资及使用情况等，这些才是制约医疗卫生服务质量和绩效的关键指标，不仅医院及内部员工需要明确了解，有些信息必须也要让广大病患明确，明明白白治疗，明明白白收费。然而，从当前很多医疗卫生机构的信息公开来看，对上述信息的公开明显是不够的，而且再加上缺乏针对这些领域的监督、反馈、纠偏措施，使得医疗服务信息公开的透明度严重不够。一旦有些信息没有做到公开，这就为谣言传播提供了得天独厚的土壤。当前，数字技术的发展，让信息传播速度更快、群众参与度更高，因此，医疗卫生机构必须要顺应技术变革，争取主动权，将信息公开作为维护医疗卫生秩序、助推医院发展的重要手段，公开就是品牌，就是生产力。从国外经验来看，信息公开的作用十分明显。付明卫（2016）指出："在 1991—1999 年间，英国政府强制性公开各医院入院等候人数信息，但不公开医院住院死亡率信息。这样一来，市场竞争促使医院削减了降低死亡率的相关服务，提高了降低等候人数相关的服务水平，导致患者入院等候时间缩短，但死亡率却上升了。1999 年以后，随着英国开始公布医院死亡率信息，市场竞争不仅使得患者入院等候时间缩短，而且还降低了住院病人的死亡率。"①

第四，对医疗卫生机构的信息公开，缺乏群众的有效参与、互动。医疗卫生服务是一个涉及多方利益主体的复杂活动，作为当事人的人民群众或患者必须要充分参与其中，要以人民群众面对信息公开时的痛点和模糊点为根本去改善信息公开条件，同时有所反馈，更好地改进服务。然而，从目前来看，信息公开往往局限在一个非常狭窄的范围，甚至只有医疗卫生机构的部分人知道，社会公众和病患的参与度远远不够，这既影响了信息公开的效果，也难以具有可持续性。比如，病患对医疗技术认识不足，由于双方医疗知识的不对等性，患者在诊疗过程中对高危、高风险因素不能很好地认识和理解，以为医疗技术可以解决一切问题，

---

① 付明卫：《医疗信息不对称的解决之道》，《中国经济报告》2016 年 10 月。

对医疗的期望值过高，一旦治疗没有达到预期效果，患者就无法接受，对医务人员和医院疑虑重重，甚至产生抵触和不满情绪。再比如，医院对医疗补偿政策虽做了相关宣传，但有些患者对政策的理解往往在以偏概全，理解不够深刻，只关注政策所带来的实惠，而忽略了享受政策所须的前提条件，在履行报销程序时一旦不能达到预期目标，就认为医务人员存在故意刁难、医院不给报补等。

第五，医疗卫生数据信息共享仍然面临瓶颈，制约了信用公开的能力提升。医疗卫生行政主管部门以及相关部门有多个相对独立的信息网络系统，各系统间没有整合，不能资源信息共享，信息资源利用效率低，甚至出现多套系统并存，各自为政的情况。乡村两级信息化建设也相对滞后，仅能够做简单的财务统计，分析功能无法有效运行，同县域内其他系统的信息共享更是无从谈起。

总之，医疗卫生信息公开制度的种种问题加剧了信息不对称程度，信息传递、交换和使用的成本在不断上升，人民群众难以低成本全面便利地获得信息，人们无法充分信任医疗卫生机构，他们不得不多头就诊、重复检查，显著增加了就医负担。

（二）引入临床路径模式，构建标准化诊疗体系

临床路径主要是针对某一病种下大量常见病例进行实证分析、判断的基础上，制订一套标准化、无差异的治疗方案，能够更好地确保治疗质量，有效控制过度医疗行为，降低医疗支出负担。它是基于循证医学提出的新兴医疗服务，能够对不同学科、不同专业进行综合、系统分析、研判，提出一套最佳的治疗方案。

就医疗卫生体系的标准化来说，临床路径能够对医疗行为的主体、条件、程序、效能、质量等方面明确标准，明晰规范和要求，对每项医疗行为的事项"谁来做""如何做""达到何种效果""时限要求"等方面都作出明确、具体、可操作的标准性规定，这种标准适用于不同类型的医疗卫生机构。引入临床路径之后，病人们不需要担心过度治疗或者治

疗不足的问题，特别是针对一些常见病、多发病，根据临床路径来进行治疗无疑是最具效益成本比的一种方式。在通常医患关系中，一个困扰多年的问题是过度医疗和医疗不足的问题，两个都是当前医疗卫生体制中影响病人健康的重要因素。临床路径引入能够让诊疗行为更加程序化、标准化、信息化。阜南县在推进县域医共体建设过程中，将临床路径作为实施医疗控制质量和信息公开的重要方式方法，发挥了非常重要的功能作用。

一是更好地确保医疗服务行为的质量和水平。通过临床路径的标准化治疗方式，大大降低了诊疗过程中的各类不确定性，医务工作者凭借临床路径就能够对病人进行较好的治疗，从而很大程度上避免了医疗行为处置不当，确保医疗行为的质量标准，也避免了医患之间的纠纷问题。而且，在临床过程中，临床路径可以对计划效果和实际效果之间进行比对，不断地"试错"，更好改进临床医疗行为效果，经过一段时间磨合后，能持续效果。二是临床路径能够有效控制医疗费用处在最优状态，大大缓解不合理增长的问题。临床路径的制度设计正是为了更好地控制过快增长的医疗支出费用。临床医务工作者根据计划设定的标准化治疗方案实施诊疗行为，对和药品使用、检验检查、耗材使用都科学测定，诊疗过程中各个环节之间合理分工、职责明确，让整个诊疗过程更加顺畅，提高工作效率、有效控制成本。三是临床路径也是一个很好的考核尺度和医疗行为质量管理标准。它是一个非常好的绩效考核尺度和质量管理标准，在县域医共体进行内部质量考核和绩效考核时，通过在临床路径的不同科室环节，设置运行质量观察员和相关指标体系，以事前指标设计、事中环节质量控制和事后治疗效果检查相结合，能够精准实现对不同业务科室的质量监督，对医疗质量进行全周期控制，开展不同环节的处方评价和通报排名，特别是对重点通报科室及医务收治病种结构、次均检查费用情况、大型设备检查阳性率情况、次均非常规费用水平、目录外药品耗材使用情况、处方点评情况等，进行奖优罚劣。

根据国家卫健委的数据，自 2009 年以来，国家卫健委共印发 1212 个临床路径，对推进临床路径管理工作、规范临床诊疗行为和保障医疗质量发挥了重要作用。根据临床实践情况并结合医疗进展，国家卫健委对19个学科有关病种的临床路径进行了修订，形成了224个病种临床路径，出台《国家卫生健康委办公厅关于印发有关病种临床路径（2019年版）的通知》[①]。按照国家对于临床路径的统一规划，2011年，阜南县开始大力推广临床路径实践，将临床路径改革与按病种付费改革相结合，门诊或住院诊疗付费方式从传统单病种限价、按病种付费转变为临床路径下按病种付费，将符合阜南县域情况并充分考虑到人民群众基本医疗服务需求的临床路径，与按病种付费结合起来，制定了县级医院、乡镇卫生院、村医院等临床路径表单。而且还建立针对临床路径的问责制度，如果医院不按照规定实施，对一把手和科室负责人进行严肃问责，对临床路径质量加强管理，如果没有达到规定质量水平，也会被问责。而且，将中医药与临床路径融合，对中医治疗较为成熟的病种，实行中医临床路径并按照病种付费。此外，现行临床路径往往是针对常见病、多发病，以大医院的实践经验为基础，针对阜南县域医疗卫生体制改革来说，还需要更好满足基层医疗卫生体制的需求，阜南县在乡镇卫生院和村卫生室逐渐推广"标准处方集"，同时还在住院服务过程中推广临床路径实施，对乡镇卫生院和村卫生室实施临床路径质量监控，更好地规范基层医疗卫生机构的医疗卫生服务行为，规范基础医疗服务的数量和质量。从总体来看，我国临床路径的应用程度还不是很普及，特别是在临床方面，医务人员对其认可程度不高，且缺乏相关政策的激励机制，等等。因此，在临床路径实施时，必须要将医疗费用支付方式改革与之相结合，才能发挥出最大效果。[②]

为了更好地实施临床路径制度体系，阜南县域医共体由县级牵头医

①　国家卫健委医政医管局：《〈关于印发有关病种临床路径（2019年版）的通知〉解读》，http：//www.nhc.gov.cn/yzygj/s3594/202001/6d0ae97349614bf491e536aff457b79f.shtml.

②　白洁、薛迪：《临床路径的发展与我国实践》，《中国卫生资源》2018年第21期。

院成立了"临床路径管理委员会"（以下简称"委员会"），同时成立"临床路径指导评价小组"（以下简称"评价小组"），并在实施科室成立"临床路径实施小组"（以下简称"实施小组"）。其中委员会的功能和职责主要是制定临床路径的相关规划和制度体系，对选择病种和相关路径进行审核，及时解决在实施过程中的问题并处理与临床路径相关的各领域问题；评价小组的功能和职责主要是制定具体实施程序、开展技术辅导，实施效果评估，提出改进建议；实施小组的功能和职责主要是收集、记录和整理开展临床路径时的表单资料，根据实施情况提出病种选择意见，制定路径文本并实时提出修改建议，参与评估效果。此外，在实施小组中还设有质量控制员岗位，更好地优化临床路径的质量监督和控制工作。

在实施临床路径过程中，按照方案制定、病种选择、实施路径、过程监管和考核评价等五个环节来优化环节，确保达到既定效果。评价小组根据路径实施过程和结果进行及时评估，提出更好的优化改进建议，实施小组根据评价小组意见负责修改实施方案。在选择病种时，往往选择技术较为成熟、诊疗标准化程度高、费用支出比较稳定的病种。一旦在实施过程中遇到一些特殊复杂情况时，应该及时组织相关业务专家进行会商，提出解决方案。在考核评价时，不仅注重最终实施效果的评价，还要强化对过程的监管，对一些核心质量指标进行观察、评估。

为了更好地规范临床路径工作，阜南县对信息系统进行全面改造，建立与临床路径相适应的以县级医院临床路径为中心、囊括乡镇卫生院和村卫生室的管理信息体系，将至少 100 种以上常见病、多发病的临床路径表单装入医院管理信息系统（HIS），并启动临床路径在线服务，能够对各个临床医生在诊疗病例时的执行率、偏离率、变化率进行实时监测，作为临床医生绩效考核、兑现奖励的重要依据。由县域医共体联合制定《临床诊疗指南》，要求各个临床医生原则上必须按《临床诊疗指南》执行诊疗方案。在医保基金管理中，也将临床路径相关内容融入报销补偿机制之中，对临床路径下按病种付费纳入"超支不补，结余留用"的总额预付费用激励机制，通过横向和纵向比较对偏离平均标准的病种定额标准实行动态管理，制定相关奖励和惩罚措施。在医院管理信息系统中，县域医共体和相关主管部门能够随时了解和掌握县域医共体的临床路径执行率、平均诊疗时间、每次平均诊疗费用、平均住院期限、临床路径完成率和变化率，并对药品使用率和使用强度等核心指标进行监督和观测。

阜南县在建立引入临床路径体系之后，向广大人民群众大力宣传，特别是在医保定点医疗机构、各医保管理中心都设计了相关宣传内容，对符合临床路径表单病种的病人，在入院时有针对性对其宣传临床路径以及相关按照病种付费政策，并与之签订临床路径与按病种付费知情告知书，按照信息公开和医患矛盾最小化的原则，对病人在临床路径治疗过程中应该了解、知情的相关内容以《临床路径（患者版）》的形式予以告知，各定点医疗机构将本院按病种付费病种、定额标准、群众自付标准等信息在医院公示栏和科室公示栏进行公示，并安排专人负责政策解读，对已执行按病种付费的患者部分信息进行院内和科室内公示，进一步提高医务人员和就诊患者政策知晓度，切实提高按病种付费执行率。在治疗过程中，严格按照告知内容开展诊疗行为，选择基本药物目录以及规范医疗技术操作规程，做到合理治疗、科学用药、效果明显。

（三）县域医共体建立内在控费机制，有效实现费用控制目标

阜南县在县域医共体改革中，全面实行医疗保险基金按照参保人数付费并实行预付费总额管理的机制，县域医共体必须要想方设法地节省医保支出，避免过度医疗行为出现，同时又建立相关医疗行为考核制度，对诊疗方案的效果进行绩效评价，以避免有病不治的情况出现。这种机制让县域医共体内三级医疗卫生机构都产生了内在控费的动力，让彼此目标趋于一致。

一是构建县域医共体内县乡村三级的协同控费机制。在县域医共体各成员单位之间，大家彼此利益相容，摒弃以往目标不一致的情况，共同向提高签约人民群众健康水平、有效控制医保费用支出的方向努力，县域医共体内部县乡村三级医疗卫生机构之间建立协同控费机制，有效实现了同向发展、利益共享、责任共担的格局。通过建立双向转诊控费机制，乡镇、村医疗机构及时将较重的病人转至县级医院，县级医院将康复病人转至乡镇，引导病人理性就医，控制病人外流，即减轻病人医疗费用负担又节约医保基金。二是县域医共体提升基层医疗卫生机构业务能力从而有效控制医保支出费用。在医联体相关上级医院的帮助和指导下，县级牵头医院不断尝试开展新技术、新诊疗方案，提升自身治大病的能力水平，并利用构建紧密合作团队、对口支持等形式提升乡镇卫生院和村卫生室业务能力，让流入县外的病人回流到县域医共体治疗，成为方便人民群众就医、严格控制费用支出的源头举措，并通过推广家庭医生签约措施，让广大人民群众享受到家门口的健康管理服务，同时通过调整健康生活方式，最大可能预防并有效控制常见病、多发病（特别是慢性病）的进一步发展，达到控制费用的目的。总之，县域医共体内各成员单位是一家人，树立一荣俱荣、荣辱与共的思想，讲大局同向发力，共同控制费用增长。三是采取多种支付方式，改革限额控费机制。阜南县通过采取多种支付方式改革，更好地实现了控制费用不合理增长的目标，包括住院费用总额预算管理、按病种付费管理、按床日付费管理、疾病诊断相关组付费管理等方式，可以根据疾病病种的治疗需要再考虑支出结构差异、精细管理程度等因素进行混合使用。同时，在实施按病种付费机制改革过程中，根据疾病诊疗的不同方式等因素，以此确定病种打包范围。以近年实际费用水平为重要参考，适当考虑医疗服务价格调整、技术更新以及临床路径管理下合理成本等因素，科学合理确定病种的次均住院费用定额标准，医保基金按照次均住院费用定额标准和补偿比例，对住院按病种付费病例实行定额支付，结余留用，超支不补。四是采取规范医疗服务行为的约束费用控制机制。在疾病诊疗过程中，合理确定治疗方案中包含的检验检查、药品使用、耗材使用是医疗服务行为的关键节点，对这三项费用支出的有效控制，也是规范医疗服务行为的重要内容。对此，阜南县建立费用控制关键岗位责任制度，盯住关键科室、关键医务人员，制定医疗支出费用控制管理办法，对诊疗方案、处方和诊断病例实行"月点评、季通报"制度，对抗生素、活血化瘀及高价药品等重点药品的使用情况进行分析、研判，对大型医疗设备检查阳性率进行分析判断。在此基础上，还构建药品使用黑名单并建立与此相关联的考核惩戒制度，与绩效考核挂钩、与晋升晋级挂钩、兑现奖惩，每季度对抗生素、活血化瘀药品等进行排位，连续两次排位前三位的药品列入黑名单。五是推动建立扣费控费量化考核机制，更好地为费用控制提供量化考核指标。从县域医共体的实践经验来看，主要的量化考核指标包括：县外就诊人员数量、慢病发生率、总住院率、住院总费用、三费增长、目录外药品占比、抗生素使用强度（频次）、平均住院日、日均住院费用、大型医疗设备检查阳性率、按病种付费管理执行率、临床路径入径出径率等。

（四）不断扩大信息公开范围，建立与人民群众互动机制

要更好地完善医疗卫生信息公开制度，不断拓展信息公开覆盖面，建立人民群众深度参与的信息公开及互动参与机制，以满足人民群众对信息公开的需求，解决诸多痛点和不足。

首先，必须要正确理解医疗卫生信息公开的内涵和外延。不仅要对内公开，还要对外公开，两者要互相结合。医疗卫生信息公开的根本导向是如何让广大人民群众更加方便、明明白白地就医，最大可能地促进医患关系趋于优化、和谐。对内公开信息，按照法治要求，只要不牵扯国家秘密、关键部位、关键环节以及与群众利益密切相关的重点事项，都应公开，特别是在县域医共体实施绩效考核时，对各个医务人员的医疗行为和服务质量、群众满意度评价、费用支出控制、是否有开大处方的行为以及药品零差率、药品耗材检验检查价格等。事实上，随着县域医共体相关体制机制改革的深化，医务工作者对这些信息高度关注，因为这涉及每个人的切身利益。在信息对外公开时，特别是人民群众非常

疑惑的领域，都要实现公开，特别是医院的基本职能、诊疗费用细目及相关依据（包括药品、检查和耗材）、医务专业人员的诊疗记录、医疗服务质量和满意度评价、医疗卫生服务的承诺和目标、医院重大投资建设项目的进展以及对违规投诉行为的反馈意见等。其次，要将医疗卫生信息公开作为绩效考核的重要内容，奖罚分明。各级行政主管部门和各医疗卫生机构要建立医务人员的执业信息公开制度体系，完善信息公开目录，对诊疗过程中的相关信息及时汇总、及时归纳，然后公开，实施诊疗过程的全周期实时监管，在信息公开中融入满意度调查、绩效考核、费用支出成本管理等多元功能，对信息公开的程序、内容、形式、时间要求都建立制度体系，每个季度向社会通报，接受广大人民群众监督。更好地运用互联网、微信公众号、网络等载体扩大信息公开宣传面。对信息公开效果非常明显的部分，更好地在绩效考核中加大权重因素，加大奖励力度；对在医疗信息公开工作中责任不落实、处理问题不得力造成工作失误的要予以追究、处理。再次，充分吸引社会公众深度参与信息公开中来，建立医疗信息公开的闭环反馈机制。注重社会公众参与的形式和内容，不仅邀请社会名人、社区和农村代表、典型病例等召开社会公众参与的座谈会，还要采用问卷调查、舆情调查、电话访问、网络投票、微信投票，针对诊疗环节的各个节点，进行定向征求意见。建立投诉反馈机制，全程留痕，一旦启动投诉和质疑程序，将问题解决的全过程信息予以公开。千方百计搜集社会各界对医疗信息公开的评价意见，定期整理，推动整改。

实践中，阜南县在推进医疗卫生体制改革中，特别注重解决信息公开问题，这个方面积累了较多经验，值得推广借鉴。注重建立医疗卫生信息公开制度体系，并通过数字技术手段更好地应用数据信息，破解广大人民群众就医的痛点、难点，特别是将医疗卫生信息公开作为医院和各个科室的重要工作任务，在绩效考核中作为重要权重，并在内部建立监督督导体系。信息公开的事项涵盖宏观规划和微观医疗卫生过程等各个层面：一是宏观层面的医疗卫生发展规划让社会公众充分了解。出台或调整的各个乡镇、区域医疗卫生发展规划和医疗卫生机构区域设置，以及县域医共体内的各级医疗卫生机构的建设规模、病床数量、人才招聘数量、大型设备购买数量等资源规划都进行公示，从短期、中期、长期角度详细展示不同区域的医疗资源调整的规模和布局。二是从公开形式和渠道来看，在门诊、住房病房以及医院各个公开窗口都设立信息公开栏，对相关政策依据、药品价格、检验检查收费项目及定价标准、专家简介、专家门诊及时间安排、门诊住院报销补偿流程及补偿标准及相关政策依据、科室位置指引标识以及健康保健常识等进行实时公开，便于人民群众就医时参照。还利用网络、微信公众号对医院日常活动和临时重大活动、常见病多发病诊断心得、健康保健常识、专家坐诊时间和专长，医院外请专家学术讲座时间都进行公开，欢迎全县各级医疗卫生机构的相关专业人员甚至社会公众参加，发挥这种公益性活动的扩散效应。三是阜南县对医疗服务的相关数据信息进行比对、分析，定期或不定期向社会公开发布，更好地展示医疗卫生体制改革的成果，回应人民群众对医疗卫生体制改革的诉求，特别是对一些关键性的医疗卫生服务核心指标，比如医院的重点专科和科室信息，医疗费用的总规模和结构信息（如门诊、住院病人的人均费用支出，药品、耗材占比，医疗保险报销比例和报销时间，按病种付费的执行效果），各项诊疗服务的质量水平（如住院治疗时间，抢救成功比率、治愈比率、手术成功率、诊疗方案有效性、各类药品使用频率和强度、大型设备检查阳性率、输液比率等），整个医疗卫生体制的运行效能指标（如挂号等待时间、线上挂号预约比率、门诊以及手术等待时间、病人平均住院时间、病床和大型设备使用率等），社会公众满意度（如病人门诊住院满意度、医务人员满意度、卫生行政人员满意度、病人家属满意度等）。四是对医疗保险的实施方案进行公开、公示。医疗保险的报销项目和报销比例往往是社会公众非常关注的内容，有时候诊疗过程非常顺利，但由于医保报销不透明，后期补偿政策不了解，导致报销比例偏低，也引发了部分群众的不同意见。因此，要让人民群众在门诊、住院接受诊疗过程之前就要对政策充分了解，也有利于引导人民群众在诊疗过程中的理解度和配合度。阜南县对医保参保人员的医疗费用支付进行全面公示，包括门诊、住院诊疗过程中发生的《国家基本药物》、《安徽省补充药品》和《安徽省新型农村合作医疗基本药品目录》相关规定的各类门诊、手术、药品、住院、诊疗、检验检查、耗材使用等各类支出标准、规格及报销标准；医保参保人员进行诊疗过程中发生的各类特殊检查费用支出，特别是CT、单光子发射电子计算机扫描装置（SPECT）、彩色多普勒仪、心脏及血管造影线机、高压氧舱、腹膜透析、心脏起搏器、电子胃镜、血液透析、器官移植、人工器官、CO60治疗、体内置放材料等特殊的收费医疗项目。其中，单价超过5000元的特殊治疗检查项目，一律按单价5000元计算。特殊检查治疗项目费用按80％计入可补偿费用。

（五）建立医疗信用体系，重建医患互信机制

云计算、物联网、大数据、智慧工程等技术手段的不断突破，人类已经进入云物大智支撑的数字社会新时代。在数字时代，数据将成为最重要的生产要素之一。《中共中央　国务院关于构建更加完善的要素市场化配置体制机制的意见》明确提出"加快培育数据要素市场"，并提出"推进政府数据开放共享""提升社会数据资源价值""加强数据资源整合和安全保护"等。

在数字社会，数据可能会重塑信用体系的基本格局，整个信用形态将转变为数据信用，通过数据搜集、挖掘、处理、分析就能够获取有价值的信息，让政府和各个市场主体的决策从少量数据信息转变为海量数据。数据对于数字社会的意义就如同当年石油对于工业社会的意义一样，将现实世界的数据信息进行自动化、实时性、大范围、全天候地标记、采集、汇总和分析，并在必要时进行反馈控制的网络系统，能够反映信用行为。信用源于行为，我们需要针对破解医疗信息不对称的需求，加快推进医疗卫生信用体系建设，对于医疗卫生机构和医生的专业素养和人文关怀精神进行全面评价，让病患精准识别哪些是有着精湛医术和道

德情怀的好医生和好医院，通过信用机制的不断筛选来更好地分配和引导医疗卫生资源的配置（见图2—1）。

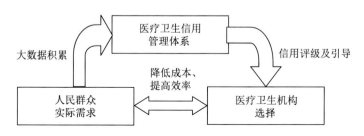

大数据积累　　医疗卫生信用管理体系　　信用评级及引导

降低成本、提高效率

人民群众实际需求　　医疗卫生机构选择

图2—1　医疗卫生信用体系的信息流动体系

阜南县在推动医疗卫生信息公开的同时，还注重将医疗卫生数据应用于医疗卫生信用监管领域，除了每年向人民群众和社会各界公开县域医共体的相关财务报表信息、医疗卫生业务的质量安全信息、服务流程信息以及医疗费用支出和运行效率信息之外，还注重从数据分析中找证据、抓关键节点以实施信用评价，更好地建立健全县域医共体内医疗卫生机构及医务工作者的信用台账体系，推动相关数据进入统一的信用信息管理平台，对严重违规失信者依法采取行业禁入等措施。加强行业自律和监督，建立县级医院诚信档案和医务人员考核档案，定期向社会公布。除了县域医共体内的信用监管，还对体系外的信用违法行为进行严厉打击，比如针对非法租借资质证照开设医疗卫生机构、科室承包出租等非法行医行为进行严厉打击，还对骗保行为、具有主观故意的恶性重大医疗事故、虚假广告、对患者不担当不作为等行为进行严肃查处，更好地维护医疗卫生领域的良好秩序。

此外，信用评级能够有效解决医疗信息不对称的难题，维持和发展对社会再生产至关重要的信用关系，防范产生医疗卫生风险，解决劣币驱逐良币的现象，最终让大量优质医疗卫生资源留在体系之内。信用评级还有利于将医疗卫生领域上的需求方划分为各种类别的主体，对不同主体可以确定不同权重，从而为风险承担系数不同的病患提供就医参考，为医疗机构自身的风险防控提供了重要依据。近年来，已经有信用评级机构在谋划突破，据有关资料显示，中国诚信对 7947 家（包括公立医疗机构 75 家，非公立医疗机构 7872 家）医疗机构进行信用评级，取得了非常好的效果①。

所以说，良好的医疗卫生信用监管体系对于规范医疗卫生行业秩序发挥了十分关键的作用，事实证明，信用监管对医务工作者和医疗机构十分有效。然而，基于大数据建立的医疗信用体系，必须要从收集各个层面的医疗卫生运行数据，由患者对医疗机构的评估和考核作出评价，并接收市场信息反馈。在下一步改革中，阜南县将依托现有医疗卫生信息化建设成果，特别是在健全阜南县全员人口信息、电子健康档案以及电子病历等重要数据库方面，继续夯实基础、拓展数据来源，推动数据库之间的开发利用，对上述数据库与计划生育、医保管理、卫生健康行政监管，甚至市场监管、税务等各个部门的信息进行整合、互联互通，以阜南县市民卡为载体、信息标准和安全体系为保障，逐步实现跨机构、跨区域、跨行业的健康信息、就诊信息共享也为开展医疗信用评价提供重要依据。

二、推进医疗卫生管理信息化，建构智慧医疗卫生运行体系

数字社会的未来将是人工智能时代，医疗卫生领域将更多依靠先进科技手段，在已有成绩的基础上积极向先进科技靠拢，通过人工智能等技术的使用，不断创新医疗卫生的新产业、新业态、新模式，不断实现医疗卫生领域"人在干、数在转、云在算"，整合信息技术和医疗卫生资源，以县乡村三级医疗机构和城市社区医院为平台的医疗卫生信息网络，

---

① 《以信用医疗为基石，推进行业诚信体系建设》，新华网，http://www.xinhuanet.com/health/2018—10/19/c_1123581813.htm.

让人民群众可以获得预防免疫、健康检查、疾病预防和监控等全周期健康管理服务，大力推进医疗卫生服务的个性化、智能化和便捷化发展，通过医疗主体信息公开、家庭医生签约，远程医疗发力，智慧医疗引领，开展个人全面健康管理，推动精准医学研究，创新健康医疗服务业态，提升卫生监管与决策能力。

（一）医疗卫生全面数据信息化，精准提高资源配置效率

数字化管理已成为数字社会下经济社会运行的必然趋势和全新格局，围绕数据信息会形成医疗卫生领域的新产业、新业态和新模式。如何发展一个高效、高水平、高质量、高保障的医院管理信息系统（HIS），是智慧医疗卫生体系发展的重要内容。斯坦福医学院曾经出版白皮书《未来的电子病历》，回顾了过去美国电子病历发展的历程，在 2008 年全球金融危机之后，美国政府根据《医疗信息技术促进经济与临床医疗保健法案（HITECH）》，投入数百亿美元对医疗卫生系统的病历系统进行电子化改造，目前，已经有 90％的医生使用电子病历[1]。这可能会成为医疗卫生领域信息化变革的重要方向，数据共享能够使人工智能、大数据技术有了用武之地，通过这些技术全面分析病患病历的信息，帮助医生作出诊断决策，高感知医学将成为未来发展趋势。近年来兴起了一门被称作精准医疗信息学的学科，突出强调新型信息技术在医学中的应用，已经成为一个多学科交叉的领域，为医学发展带来了新的活力。比如，基因检测能够从基因生物质层面明确某个人的易感疾病，从而为预防手段提供技术基础。

阜南县改革经历诠释了信息化在实现提高资源配置效率方面发挥的重要功能和作用。阜南县按照"总体设计、统一标准、分级负责、分期实施"的基本原则，深入研究并制定了县级医院信息化建设功能规范和信息标准，引入专业力量统一开发了"标准统一、功能完善、互联互通、

---

① 《美国斯坦福医学院白皮书：〈未来的电子病历〉》，腾讯网，https：//new.qq.com/omn/20191112/20191112A05NU200.html.

信息共享、满足各部门监管需要"的县级医院监管信息系统，与基层医疗卫生机构信息系统相衔接，提高县级医院管理和服务水平。早在2014年9月底前，全面完成了县级医院省级监管平台信息化建设任务。

第一，用信息化创新服务机制，为全面实现智慧医疗卫生体系奠定坚实基础。大数据、人工智能等先进技术的使用要以大量的数据信息运行作为基础，因此，推动医疗卫生信息的数据化、数字化成为阜南县建立智慧医疗卫生体系的基础和前提。在这方面，阜南县主要推动居民健康电子档案建设，为智慧医疗卫生铺设"地基"。从现实运行来看，健康档案主要是对涉及人民群众全生命周期健康信息的记录和储存，不仅要客观反映居民得病之后的信息跟踪，更重要的是记录日常健康状况信息，甚至有些健康档案从出生开始，贯穿人的一生。此外，还要推动居民健康数据电子化，与阜南县县域医共体相关管理系统进行兼容，多渠道、多方面搜集医疗卫生信息，根据自身需要加工、分析相关数据信息。阜南县早在2009年就开始布局标准化的居民健康电子档案体系建设，到了2011年重点群体电子档案建档率就已经达到九成以上，对农村群体的建档率达到一半以上，其他群体建档率达到三成以上。而且，依托于家庭医生签约制度，注重积累广大社区、农村居民的健康数据信息，为开展以建立家庭健康档案、居家养老服务、慢性病干预和健康教育等为重点的综合卫生服务，提升社区卫生服务能力和水平提供坚实条件。在实现对信息运行质量控制、医疗服务稳妥安全的前提下，县域医共体内建立了检查检验结果互认机制，从根本上减少了重复检查的情况，节约了社会资源，减轻了患者负担。

第二，推进医疗卫生信息化的标准化体系建设，构建数据信息化运营的基础和前提。制约智慧医疗卫生体系建设的瓶颈往往是数据信息的标准化问题，由于各个部门都在探索推动信息化工作，彼此使用的数据信息标准可能会出现不统一的问题，为此阜南县在推进医疗卫生信息标准化方面下了大功夫，特别是对各个系统的功能规范和技术标准进行统一，在后期进行集成统筹，针对电子健康档案和电子病历信息对以往的医院管理信息系统进行改造或功能提升，对健康电子档案和电子病历涉及的临床路径、按病种付费系统、医疗诊疗系统、药品耗材综合管理系统、绩效管理系统和医院业务管理系统等进行兼容性调试，形成覆盖几乎所有医疗卫生运行管理的综合管理信息系统，完全实现电子数据运行的标准化、实时化，与相关主管部门互联互通，包括医疗保险管理、卫生行政管理、财政部门、物价管理部门和药品监管部门等，相关部门可以根据需要对相关数据信息实时调取，并向商业保险机构开放与经办业务相关的信息内容，实现政府部门对医院运营的动态监管和实时监测。

　　第三，阜南县按照"总体设计、统一标准、分级负责、分期实施"理念，构建标准化、开放性、融合性、分级管理、安全性的县域人口健康管理信息平台，全面建设县域内人口信息、电子病历、健康电子档案等三大数据库，为便捷居民就医，满足医疗卫生监管提供了便利条件。在这个系统架构设计时，充分考虑以居民需求为中心，对县域内涉及医疗卫生信息的相关数据信息系统全部进行互联互通，同时还与市级平台进行联通，形成全面支撑医疗服务、公共卫生、计划生育、医疗保险、药品耗材管理、综合业务管理的六大业务应用系统，解决不同区域间、不同群体间的数字鸿沟，推动实现医疗卫生信息服务均等化，推动各个业务管理系统协同转化、效率提升，充分利用大数据和云计算、物联网、视联网、人工智能等新技术，对数据信息进行加工，提出创新应用方案，支持线上预约挂号、分级诊疗、双向转诊、健康咨询、心理干预等多元化服务。面对阜南县外出打工人员众多的实际情况，这个系统还运用App方式拓展到所有在外务工的阜南户籍人口，让他们在就诊过程中明明白白地了解不同地区就医的医保衔接政策，对健康电子档案和电子病历的信息实时更新，为阜南县人口健康状况分析和基于区域、人群的差异化管理提供坚实基础。充分利用数字化、信息化手段，评价整体医疗卫生系统的运行绩效水平，支持养老事业及其他综合应用功能，更好地运用这个系统服务于临床路径管理，构建相关绩效评价体系，全面提升医疗卫生服务质量，确保其有效性的发挥。

第四，推动数字信息服务均等化，全面推动乡镇卫生院和村卫生室信息化建设。在县域医共体建设中，基层医疗卫生机构的信息化及与县级医院的互联互通一直是短板，县域医共体建设必须要实现县级医院和乡镇卫生院和村卫生室的信息协同，消除短板效应。阜南县按照均等化标准推进建设乡镇卫生院医院信息管理系统（HIS）、实验室信息管理系统（LIS）、医院资源管理系统（HRP）、临床信息系统（CIS）、医学影像信息系统（PACS）、EMR（电子病历）等各个子系统，与县级医院的检验、影像、心电、脑电、病理等诊断中心实现互联互通、资源共享和技术共享，为乡镇卫生院和村卫生室开展医疗卫生业务提供技术支撑。同时，在信息化系统建设中，不断推动医养融合相关信息系统与上述系统进行实时对接，将数字化、信息化效能发挥到最大化，依托社区卫生服务中心、乡镇卫生院做好健康养老基本公共卫生服务项目，建立健全健康管理服务制度，加强老年人健康档案信息动态管理。此外，运用信息化手段开展乡村医生网上签约服务。县域医共体在信息平台上设置网上签约服务系统模块，签约居民到村卫生室非常便捷地履行签约程序，网上签约系统会及时提醒村医按照协议提供服务，所有服务过程信息都全程留痕、计入签约对象电子档案，自动汇总各个村的绩效数据，为开展网上绩效考核提供数据信息条件。

第五，在县域内全面推广居民健康卡，实现"一卡在手"，各个医疗卫生信息系统无障碍流转。健康信息卡是承载信息系统功能的重要载体，以居民健康卡为手段，以完善的人口健康信息平台为载体，通过对县域人口信息、健康电子档案和电子病历信息的共享，实现居民医疗服务与健康管理的一卡通用，发挥其专属、通用、交互和开放功能，实现居民身份识别、基本健康信息存储、跨地区就医和费用结算等功能，对慢性病等常见病多发病的诊疗、康复以及相关后期跟踪都提供了数字化保障，促进居民个人健康信息动态实时更新，强化个人健康与疾病监测的管理，构建优化、规范、共享、互信的诊疗流程，方便居民享受连续、高效、便捷的全生命周期健康服务。

第六，在实施医疗卫生绩效考核时，以数字化、信息化为基础建立绩效考核信息系统，精准收集并衡量各区域和各层次机构的实际工作效能数据。智慧医疗卫生信息系统的重要功能在于对医疗卫生体系的实时运行状态进行精准把控，对各个重点专科、各个科室的工作量进行及时统计、跟踪，绩效考核系统的自动比对、计算，以此为基础，推动资金分配更加符合绩效原则，确保考核的公信力和准确性。比如，在监测病人向县外流出情况时，县域医共体能够运用信息系统平台数据，对各成员机构所在辖区病人流入县外的情况进行实时监测、分析，定期将分析结果推送给各成员机构，通过信息化手段对病人向县外流出的现象实现有效控制。

精准医疗：医学发展的新变革

精准医疗是应用现代遗传技术、分子影像技术、生物信息技术，结合患者生活环境和临床数据，实现精准的疾病分类和诊断，制定具有个性化的预防、治疗方案。简单来说，精准医疗就是根据每个病人的个人特征，量体裁衣地制定个性化治疗方案，是以基因检测技术为基础的新的诊疗模式。

我国开展精准医疗的基础不落后于西方国家，目前，我国基因组学和蛋白质组学研究位于国际前沿水平，分子标志物、靶点、大数据等技术发展迅速。同时，我国临床资源丰富，病种全，病例多，样本量大，具有良好的开展精准医疗的基础。

根据精准医疗计划，国内将研发一批国产新型防治药物和医疗器械，形成一批国内定制、国际认可的疾病诊疗指南、临床路径和干预措施，显著提升重大疾病防治水平，针对肿瘤、心脑血管疾病、糖尿病、罕见病分别制定8种至10种精准治疗方案，并在全国推广。据了解，到2030年，我国将在精准医疗领域投入600亿元。可见，我国对精准医疗的重视已达到空前的程度。

不过，有了基因检测、分子影像等现代医学手段，不代表我们现在所有的疑难杂症就会迎刃而解，虽然大多数疾病可以在基因层面反映出来，但也有部分疾病没有表现出基因的改变。专家提示，基因检测等现代医学手段将为医生提供更为精准的决策依据，但精准医疗是个系统工程，医生永远是临床决策的主体，技术只是辅助手段，精准医疗将对医生提出更高的要求。

资料来源：常李荣、王哲：《精准医疗：医学发展的新变革》，新华网，http://www.xinhuanet.com/mil/2015－12－03/c_128494330.htm.

（二）信息系统运行云平台化，数据集成实现规模效应

人们正在进入工业社会向知识信息社会转型升级的重要节点，信息的联通性成为社会经济运行的重要趋势，医疗卫生信息化体系要从分工协作转变为系统集成理念，数据信息的集成水平，将成为决定发挥医疗卫生资源配置的关键因素。数据的联通性也成为决定医疗信息运行效率的重要保证。因此，医疗卫生信息化架构须顶层设计、统筹解决，要突破属地管理限制，推动医疗卫生数据信息的云平台化，有效发挥政策扩散效果。

传统的信息化系统往往是呈现自下而上的特征，缺乏一以贯之的集成思维和蓝图，信息孤岛问题也必然成为职能割裂在信息化领域的投影，信息共享局限于局部，数据信息的流向限于体内循环。各部门之间的协调受到信息非标准化的影响，部门职能割裂变得更加明显，医疗卫生信息化亦是如此。医疗卫生体系要坚持全周期"节点把控、精准施策"的理念，从医疗卫生突发事件的酝酿到萌芽，再发展到扩散，最后到衰退全过程进行精准施策，必须深入分析以农村、社区为基础建构网格化"社会免疫系统"，以医疗卫生的信息投入为重要保障，构建"急常兼备、防治结合"的体制机制。从科学思维来看，如人脑一般的高度复杂"神经网络结构"中，大量信息单元（即"神经元"）的组织方式和结构不同，会导致整个神经网络系统感受系统外要素刺激的敏感度产生巨大差异。实际上，医疗卫生体系也可以看作一个社会"神经网络系统"，如果让这个系统能够对公共风险高度敏感，及时预警、反馈，必须要求这个神经网络有着大规模并联、分布式的信息点位，而且这些点位之间不是线性关系。只有做强基层的医疗卫生应对能力，将基层变成应对医疗卫生突发事件的敏感触角和"社会免疫系统"的基本单元、"第一关口"，不断增加信息点位，并建立与上级各部门之间的信息通道，才会避免单一点位反馈不及时导致的信息迟滞。云平台信息系统成为精准施策、提高效率的重要抓手，针对这个问题，阜南县在医疗卫生体制改革中，实

施健康阜南云服务计划，推进智慧医疗服务平台建设，根据智慧阜南规划部署，早在 2017 年就初步完成智慧医疗体系平台和云整体架构的搭建。

从现行云平台运转情况来看，阜南县以县级远程服务中心、全县影像检验云中心、慢病管理云中心为依托，强化专用信息网络建设，逐步建立横向到边、纵向到底、互联互通和信息共享的全县卫生系统信息化网络体系，更好地完善与新型医疗卫生体制相适应的融合医疗服务、医疗保障、基本公共卫生、药物管理等各模块的复合系统，对医疗卫生运行数据进行汇总、集合，注重应用新技术，特别是依托云平台，推动物联网、云计算、移动互联网终端实时监控、医用可穿戴设备应用等新领域的发展，让阜南县人民群众也能够跟上数字时代发展，用上大城市大医院的先进数字设备。同时，依托于上级医联体大医院的技术支持，运用云平台与重点学科、重点科室结合，探索尝试建立新的医疗技术服务模式，建成重点专科区域医疗服务中心，进一步提高医院科学决策水平，提升医院精细化管理水平，继续以居民健康档案系统和电子病历为核心，全面整合现有人口健康信息系统资源，逐步完善县级数据中心，统一信息标准，最终实现健康档案、电子病历、药品、检查检验、临床路径、家庭签约医生的规范管理和区域内数据共享。

在云平台上，县级、乡镇、村级医疗卫生机构的相关数据进入了一个数据池，实现完全对接、协同运行，实现不同区域、各级医疗卫生机构有关病人诊疗过程的信息共享，在未来会开发关于云会诊、云诊断、云宣传和云数据分析在内的一系列健康管理信息算法和技术标准，着眼于提升阜南县域医疗卫生资源的整体效能。依托于这个平台，还建设了区域统一的双向转诊平台，实行网上预约转诊、病案传送，并与医保经办机构信息网络互连互通，提供便捷高效服务，实行县域内全诊疗过程的信息交换和电子转诊。县居民医保中心根据《关于新农合信息系统按照转诊属性开展结算管理工作的通知》要求，建立跨省就医即时结报转诊信息系统，实现医疗机构 HIS 系统与转诊系统、转诊系统与县级平台互联互通，稳定县级平台、转诊系统与省级平台的联通链路，确保跨省即时结报转诊操作顺畅。此外，云平台还扩展到医联体协作医院的互通互联。比如，阜南县建立 E 教授诊所用户端和远程医疗平台实现三级医疗机构与北京 301 医院"四位一体"线上互动。

（三）不断发展远程医疗，有效节约医疗成本

从概念上来说，远程医疗就是使用远程通信或互联网技术以及其他技术实现远距离医疗救治过程的医疗服务方式，包含远程诊断、远程会诊、远程护理、远程信息服务以及远程教育等内容。它能够为医疗卫生条件不理想的区域或者家庭提供低成本服务，特别是它能够发挥推动医疗卫生服务均等化的作用，更好地面向基层医疗卫生机构，面向偏远山区和经济欠发达地区，有效弥补线下诊疗方式的效率不足的问题，大大节省了线下医疗成本。我们也看到，在新冠疫情防控期间，我国医学专家与全球各个国家专业人员进行远程视频连线，在抗击疫情中发挥了重要作用。远程医疗服务内容非常多元化，涵盖远程诊断、远程影像分析、远程手术、远程咨询服务、远程监护指导等多个领域。远程医疗对数字医疗设备的硬件要求非常高，对网速有基本要求。5G 技术的不断突破和发展，为远程医疗带来了巨大的机遇，以此衍生出的物联网设备、可移动健康诊断终端、数据采样设备等，都会在未来医疗卫生服务中发挥重要作用。

早在 20 世纪 90 年代中期，北京、上海等大城市开始试水远程医疗，曾经建立了中国金卫医疗专网、解放军远程医疗系统等一批远程医疗系统，初步发挥了重要功能。2017 年，国务院出台《关于推进医疗联合体建设和发展的指导意见》，文件指出："在边远贫困地区发展远程医疗协作网。大力发展面向基层、边远和欠发达地区的远程医疗协作网，鼓励公立医院向基层医疗卫生机构提供远程医疗、远程教学、远程培训等服务，利用信息化手段促进资源纵向流动，提高优质医疗资源可及性和医疗服务整体效率。"截止到 2018 年底，全国已经有 19 个省级行政区建立省级远程医疗平台，远程医疗协作网络已经覆盖了所有地级市和 1808 个

县的 2.4 万多家医疗机构，75％的医疗机构实现了医联体内检查结果互认。① 随着新基建战略的全面落地，必然会搭建起网络领域的高速公路体系，这为远程医疗体系发展提供坚实基础。更重要的是，它的快速发展对脱贫攻坚，解决因病致贫、因病返贫问题有着重要战略意义。

随着互联网的快速发展，远程医疗技术已从最开始萌芽时期的远程监护、远程诊断发展到目前运用高速互联网进行数字、图像和语言的实时传输，并实现了语音和高像素图像的随时交流。在疫情期间，我们经常会看到我国的疫情专家与世界各国的专家一起通过互联网来讨论疫情，提出解决疫情的思路和方案。从远程医疗发展来看，以下方向值得注意：一是远程医疗的发展要件包含政府政策支持、病患和医疗市场需求、专业的医疗卫生资源供给、相关医疗体系硬件设施和实践规范和指南。从美国远程医疗行业的发展和规范来看，已经在这五个方面形成体系。特别是美国远程医疗协会（ATA）制定了远程医疗的实践操作指南，对开展远程医疗发挥指导意义。二是实现医疗卫生信息的互联互通，才能提高医疗服务效能。与其说是远程医疗，不如说它已经转化成为互联网医疗甚至是移动互联网医疗。在某个远程时点，完全实现各级医院院内和院外医疗服务信息的互联互通共享，并优先向医联体内的医疗机构实时进行远程传输，能够根据患者需求，实施分时预约、智能引导、候诊提示、检验结果推送、风险提示、移动诊疗等个性化服务。三是更好地完善电子病历系统，为远程医疗提供数据基础。按照深化医药卫生体制改革有关工作要求，国家卫生健康委（原卫生部）于 2010 年启动了以电子病历为核心的医院信息化建设试点工作，出台了《卫生部办公厅关于推进以电子病历为核心医院信息化建设试点工作的通知》，明确指出："一是要把握'纵向'主线：探索开展医院电子病历与社区居民电子健康档案相衔接；促进大型医院与基层医疗机构医疗信息系统安全共享，稳步

---

① 《推进远程医疗快速健康发展》，新华网，http：//www.xj.xinhuanet.com/2020－05/08/c_1125956946.htm.

推进双向转诊、预约挂号等工作。二是要把握'横向'主线：逐步实现区域内医院之间医疗信息安全共享，推进同级医疗机构检查结果互认；积极探索建立跨区域的医疗机构间医疗信息安全共享机制；积极参与东部大型医院与西部地区医院之间的远程医疗服务。"而且，随着可移动穿戴设备的迅速发展，与远程医疗体系深度融合，传统的以图像感知为代表的远程医疗体验方式可能会被 VR 等更加先进的虚拟现实场景所替代，这些都是未来远程医院发展的方向。

在推动医疗卫生体制改革中，阜南县大力发展远程医疗，充分利用远程医疗等信息化手段，推动远程医疗各类技术拓展应用，提高基层医疗服务能力。阜南县在远程医疗系统硬件投入方面，不惜力气高标准、集中投入，政府主导建设"标准统一、互联互通、资源共享、安全实用"的远程医疗诊断平台系统，并建立高标准的病理中心、质量控制中心、影像中心和检验检查中心，与远程医疗平台实时对接。远程医疗平台在发挥县级牵头医院和医联体上级协同医院业务联系和合作方面，发挥了至关重要的作用，比如，县域医共体中的县级牵头医院已经和解放军 301 医院、上海同济医院、天津环湖医院、安徽省立医院、安徽医科大学一附院、安徽医科大学二附院、蚌埠医学院一附院建立了远程医疗合作关系，经常将疑难杂症在远程医疗平台上与国内知名顶尖专家同台讨论、分析，定期或不定期与大医院实现远程会诊，加强医院与上级医院的科室共建，在远程病理判断、远程心电诊断、远程专家门诊、远程影像分析、远程教学查房、远程教育培训等方面的扎实工作，带动全院乃至全县普外科学科建设，促进医疗专业技术水平提升，进一步缩小全院与上级医院之间的专业技术水平差距，阜南县域医共体的业务能力水平在短时间内突飞猛进。2018 年，阜南县人民医院被国家卫健委评为国家示范卒中防治中心，成为全国 43 家国家级示范卒中防治中心的一员，也是安徽省唯一一家获此资质的县级人民医院。人民群众不需要出阜南县就能够在远程医疗平台上获得与大城市一样的医疗卫生条件，极大缓解"看病难、看病贵、看病不在本地"的民生难题。

三、打造智慧医疗卫生产业生态，培育高质量发展新动能

高质量发展首先表现为人的高质量发展，目前，我们面临新一轮健康中国改革发展的重大战略机遇。新时代的区域发展是设计出来的，迪拜、贵阳等国内外区域跨越式发展的事实证明了这一点。阜南县同样可以利用自身区位优势，前瞻性地设计出具有引领效应的现代医养服务业态。深刻把握新时代的战略机遇期内涵和条件变化，以即云计算、物联网、大数据、智慧工程等技术创新为背景，用金融手段活化传统农业生产要素，以产业创新引领区域经济社会发展，寻求区域重大突破的新模式、新理念。

（一）深入挖掘医疗卫生大数据，衍生催化新产业新业态

紧紧抓住未来医疗卫生产业与传统产业跨界融合发展的重大机遇，建立以医疗卫生大数据为支柱的国家自主创新示范区，促进医疗卫生大数据挖掘和云物大智（云计算、物联网、大数据、智慧工程）以及各传统行业的跨界合作和产业化创新，培育创新驱动能力。开展互联网跨界融合的体制机制创新，搭建跨领域、跨行业的创新平台和服务体系，促进云物大智＋医疗卫生线上和线下的对接融合。

2014年2月27日，习近平总书记在中央网络安全和信息化领导小组第一次会议上的讲话中指出："网络信息是跨国界流动的，信息流引领技术流、资金流、人才流，信息资源日益成为重要生产要素和社会财富，信息掌握的多寡成为国家软实力和竞争力的重要标志。信息技术和产业发展程度决定着信息化发展水平，要加强核心技术自主创新和基础设施建设，提升信息采集、处理、传播、利用、安全能力，更好惠及民生。"

　　大数据正在成为经济社会发展的新驱动力，人的主观经验在资源配置中的作用逐渐弱化，而通过大数据来开发风险指标及模型，通过海量、看似无序的医疗卫生数据，发现数据之间的相关关系，从而推断出因果关系，甚至对病人行为进行仿真分析，更精细刻画病患的行为习惯和偏好。比如，近年来兴起的人工智能（AI），其技术基础就是大数据，正是大数据技术的不断发展，才为人工智能的应用提供了得天独厚的条件。数字化技术的引入已经在医疗卫生的多个方面发挥了巨大作用，从全球各国人工智能在医疗卫生的应用发展来看，主要有以下几个方面：一是医疗领域的机器人设备。比如近年来发展的可以读取人体相关生理数据的可穿戴设备，以及能够辅助医生实施医学治疗甚至做手术的机器人。二是药物挖掘和研发。它能够利用人工智能的深度学习技术创新，极大提升新药开发的效率。三是影像检查。人工智能可以对医学影像进行处理、识别，并给出辅助诊断结果。四是全生命周期健康管理。通过社区的数据积累，人工智能手段能够进行风险识别与分析、风险推送，并提示基层医疗卫生人员进行健康干预。等等。因此，我们要以人民群众的需求为根本导向，在医疗卫生领域的新产业、新业态、新模式发展方面，更加赋予内在发展动力；建立医疗卫生数据引擎，解决传统产业向新产业移植问题；建立医疗卫生科技知识产权体系，实现产业创新升级；建立智慧医疗卫生体系，实现传统产业升级。三大引擎相互依托，互为促进，助推医疗卫生产业快进叠加上升，培育新动能，实现高质量发展。

　　打造医疗卫生数据引擎，建立数据"集散地"和交易中心。在未来数字社会下，数字信息成为新要素，就如同当年的石油一样，正在催生新产业、新业态、新模式，成为拉动经济增长的重要动能。数据要素不仅改变、重构了传统行业的发展格局，而且正在创造更多的新技术规则，经济社会运行变得更加精准、有效，供需之间的信息不对称问题得到大大缓解。阜南县在深化推动医疗卫生体制改革过程中，规划实施了属于自己的医疗卫生大数据战略。

　　国内来看，早在2014年12月，贵阳就成立大数据交易所，在2016年推出"数据星河"战略设想，2018 年作出"数＋12"战略，目前该交易所已经在几十个领域都作出了产业应用，给我们提出了非常好的标杆和启示。中国正在走向高质量发展的路径上，整个经济社会驱动力正在从物质要素投入转向内涵式增长，依托于人们的创意和技术成为经济发展的发动机。数字经济发展方兴未艾，各个行业都在创新。"阿里金融在无人工参与的情况下，3 分钟即可发放一笔小额贷款"，"美国的谷歌公司采用大数据技术开发的无人驾驶汽车，已经跑了 56 万公里，并将在 5 年后上市，改写的不仅仅是汽车产业的格局，甚至会改变全球的道路交通格局"[①]。大数据技术还能改变政府的社会治理方式，为提升社会治理能力提供全新的途径。美国政府耗资 20 亿美元建成的 10 万平方米云数据中心，可以承载并同时处理全球全部个人行为数据，大数据使反恐迈入新的时代。

阜南县依托于前期医疗卫生体制改革的成效，站在新起点，顺应数字社会发展的趋势，建立医疗卫生数据的行业中心和集散地，更好地引导市场主体来开发这些数据，建立数据要素的整套市场交易体系。

探索"大数据＋N"的应用场景，打通人民群众面临的各类民生难题。阜南县将医疗卫生体制改革推进到今天这个状态，实属不易，特别是对于一个缺经济基础、缺财政资源、缺专业人才的贫困县来说，更是一个重大创新。在取得这些成绩的基础上，还要利用后发优势，在应用数据方面再谋划、再定位。阜南将大数据技术应用到经济社会民生的方方面面，创造新的数字产业链条，以人民群众需求为根本导向，为贫困县探索一条数字医疗卫生体系之路提供了重要经验，主要体现在以下方面：一是"大数据＋健康管理"体系。利用各方积累的人民群众医疗卫生数据，构建以数据分析、挖掘、交易、存储、处理、安全、应用为一体的全产业链，通过数据分析将健康管理方案精准投送给人民群众。在居民健康一卡通上嫁接更多功能，实现居民医疗卫生一卡通用。利用大

---

① 《王柏华建言山东大数据战略称将成国家竞争力重要标志》，中国山东网，http：// news. sdchina. com/show/3200630. html.

数据分析应用于智能药房、智能诊疗、健康信息风险提示等应用。二是"大数据＋民生服务"体系。利用医疗卫生、人口信息、消费以及相关领域的大数据分析方案，在民生保障领域进行全方位服务，特别是在交通出行、学历和职业教育、应急救援、医疗救助、医疗扶贫等方面实现数字化、在线化和个性化，借助大数据构筑的产业链条，实现无处不在的、精心的民生保障。三是"大数据＋政府治理"体系。阜南县在政府治理领域要实现打造透明政府、智慧政府、法治政府、责任政府。政府治理和监管也是大数据应用的重要方向，医疗卫生大数据中蕴含着很多政府监管的依据信息，特别是对食品、药品、耗材、医疗设备等各个领域，能够实现对县域内所有行政监管部门跨机构、跨业务领域、跨行业、跨区域、跨行政管理级别的协同监管，提升政府治理效率。建立区块链技术体系，实现医疗卫生过程全程追溯。运用区块链技术来建立医疗卫生信用评价与追溯体系，确保医疗卫生过程可追溯，特别是对医疗信息进行评价，比如，针对药品来说，区块链的去中心化架构特征，能够让不同信息进行自动比对，从药品原料、药品属性，到生产、加工过程记录，再到流通过程，再到是否在有效期内正确使用，甚至对质量回溯、召回问题产品都能够有效应对。特别是政府凭借数据能够实现大数据信用治理和监管，让遵守规则的主体获得合理回报，让不遵守规则的主体出局。图2—2是智慧阜南动态数据信息流协作框架，可以说，智慧信息系统可以在关系到经济社会民生的各个领域都能够发力，取得更加有效的结果。

简言之，科技以人为本，科技服务人民。阜南县通过全方位智慧信息系统的建立，整合提高社会治理水平及效率，通过智慧系统对人及大数据的梳理、整合，实现政府对社会各项事务及人民需求的实时了解、准确把握、高效服务，以医疗改革为抓手，实现全社会、全领域的数据化，通过健康医养体系的延伸，成为皖西北地区医养服务业发展的战略节点、能力中心、标杆性主引擎。阜南县未来要成为服务于中部崛起医养的核心产业地带，成为新兴服务业核心区、创意中心、医养基地以及智慧化社会管理的典范。

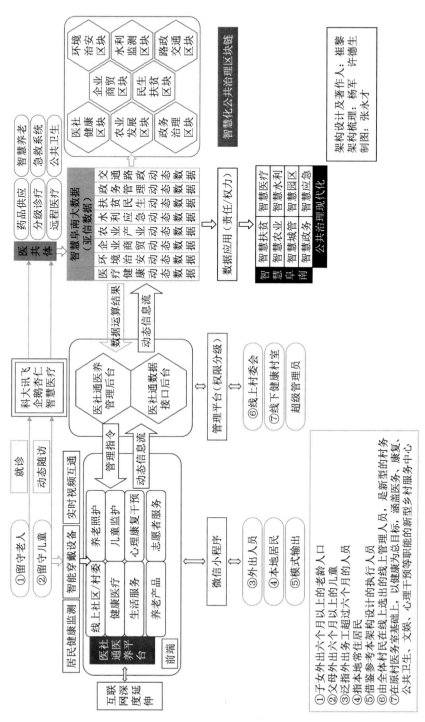

图 2—2　智慧阜南动态数据信息流协作架构图

（二）构建医疗卫生知识产权体系，为产业创新升级保驾护航

医疗卫生领域是一个高度专业化的领域，它对人力资本的要求非常高。有时候，即使是同一个患者、同一个症状，可能病因都会有所不同，有时候一个最佳治疗方法承载着医务工作者和专家们的集体智慧。在疾病诊疗过程中，医务工作者们往往会"干中学"，随着接触病例的积累，会逐渐摸索出其中的经验规律，形成一定的知识产权体系。因此，在医疗卫生领域，具有高创新型的人力资本体制应该将知识产权体系囊括进来。

完善的医疗卫生知识产权体系能够将临床实践中的好创意、好技术、好方法迅速传播出去，造福于更多病人，减轻更多痛苦。甚至整个国家发展的动力和能力往往取决于知识产权体系的效率，医疗卫生知识产权体系建设就成为区域竞争力的重要体现和保障。构建完善的、公开的、透明的、有效运作的医疗卫生知识产权体系，将成为阜南县进一步深化改革的重要方向，政府依法出台政策引导机制，完善知识产权交易服务体系监管机制。加快建立、完善创新成果转化机制，建立医疗卫生知识产权发展基金，鼓励境内外股权资本，开展企业技术平台、思想创新为核心资源的成果转化提供金融支撑，推进知识产权的投融资和专利保险等工作，建立从医疗卫生产品研发、试制、生产的全过程投融资模式，促进科技成果转化为资本。

以理顺医疗卫生知识产权体系为重要突破口，政府出资建立医疗卫生创新人才孵化平台，利用国有资产构建的平台催化创新人才快速成长，政府出资或者盘活现有国有资产，设立一批面向社会人才开发的人才创新中心、技术中心、实验室等，构建市场化运营机制，支持激发人才的创新积极性。在孵化器孵化下，"创业种子"成功发芽后，才能进一步得到风险投资的青睐和支持。更加完善医疗卫生创新人才与国有资产之间的收益分享机制，给予医疗卫生科技成果发明人更大的比例股权，激发

其投入被孵化企业的研发之中，充分调动他们创业的积极性。政府投入在其中发挥"四两拨千斤"的作用，对知识产权及其转化进行有效支持，但不占股权或占少量股权。

（三）运用"三元互动"理念，打造农养医融合发展模式

中国特色社会主义进入新时代，经济要实现高质量发展目标，必须要推动中国从传统农业社会向现代工业文明转型。尽管从当今中国发展的现实背景和所面临的挑战机遇来看，文化转型和文明升级至关重要。深刻把握当前农业文明向工业文明，进而向知识信息文明转型升级的趋势，当前正面临大转型、大转折的节点，社会经济运行方式正在发生根本性变化。千百年来，以自然村为依托的自耕农生产生活方式逐渐消亡，转变为以城市和小城镇为基本单位的融合格局，这将成为工业经济、知识经济和生态文明的主要载体。探求阜南县区域创新突破的出路一定要放在文明升级的背景下，系统思考，统筹协调，综合施策。

全周期健康管理的首要问题就是要解决"病从口入"的问题，粮食安全不仅要立足于数量目标，更重要的是要让人民群众吃上营养健康的农产品，我们要追求营养健康安全目标。事实上，当前食品安全问题，与农业生产的规模化、信息化、分工化不足有着紧密关系。人民群众不知道自己需要什么类型、富含哪些微量元素的农产品，也无从知道市场上的农产品是否符合营养健康标准，是否是自己所需要的。信息化为解决人民群众的营养健康安全提供了重要手段。据新闻报道，黑龙江五常建立水稻溯源体系，目前五常市纳入溯源体系的大米已达80％，2017年五常市200余万亩水稻产出将全部进入溯源体系，实现全部五常大米全程可监控[①]。

此外，改变传统农业的生产方式，转变为规模化、信息化、分工化

---

① 《哈尔滨市五常大米今年全部进入溯源体系实现全程可监控》，黑龙江省人民政府网站，http://www.hlj.gov.cn/zwfb/system/2017/01/16/010808130.shtml.

的现代农业生产，这是解决农产品营养健康安全的治本之策。利用"三元互动"模式，实现农村改革二次突破。"三元互动"是创业元、安居元、培训元之间相互影响、相互促进的内在机制。创业元是通过提供就业和创业机会打造新型职业农民，安居元是通过机制创新推动农民向小城镇聚集、发挥规模经济。培训元是培养与农业现代化相适应的农业生产者。一定要按照新型工业化先行带动就业和创业，同时通过推动土地流转从而推动城镇化，以土地规模经营来形成分工化、职业化、技术化、专业化的现代农业体系，同时用信息化应用到一二三产业领域，将成为推进现代化、提高营养健康农业可持续发展能力的体制机制保障。产业先行打通工业化、城镇化和农业现代化的链条，构建一、二、三产业相互依存、相互促进的闭环发展格局，显著提高分工效率；通过农村土地经营权流转，以土地集中规模化来推进农业现代化，有效实现农村土地集体所有制；农民转变为新型职业农民，解决了"地谁来种、新农村谁来建"的问题，构建了城乡融合的体制机制，实现了富裕农民、提高农民、扶持农民的目标。

精准定位阜南县的自然区位优势和长处，有效发挥医疗卫生服务业的后发优势，紧紧把握住独特的区域优势，高标准、高起点设计规划，创新性地建设养生—医疗全域产业链条的规则中心、能力中心，拉长加粗高端服务业链条，加快服务于健康中国战略的能力建设，作为活化中部地区、深刻影响全国、辐射全世界的重要健康产业载体和平台，把其打造成为医养服务业全域产业链的标准、资源、规则、能力的掌舵者和新特区，成为服务、辐射、带动产业集聚的前沿高地。在完善上述模式的前提下，利用阜南县医疗卫生体制改革的重要成果，打造医养全域产业链条的重要平台、基地和创新发展示范区，建立以上述内容为核心的新兴服务业生态集群，以云计算、物联网、大数据、智慧工程、区块链为核心手段，建立互联互通的服务业格局，更好地创新政府监管方式，成为贯彻落实五大发展理念的重要区域，而且为发展高附加值的健康经济奠定坚实基础。

　　建立现代农业产业集群，将现代农业产业链与医养产业链相互融合，促进新兴服务业态的落地、发展。推动现代化转型，把握智慧农业、精准农业的方向，把现代农业发展和全生命周期健康理念结合起来，把阜南县建设成为全国知名、引领中部地区的影响全域产业创新发展示范区，建设特色医养小镇，将现代农业发展和促进人类健康、生态保护、旅游休闲有机融合起来，形成多功能的高附加值现代农业链条，不断拉长加粗产业链，建立农业、医养全产业链一体化的发展格局，打造各有特色、多个板块的现代农业园区，打造现代农业体验中心，做强、做大现代农业产业体系，建立农业的大数据信息中心，培养新型职业农民，实现"整体和谐、共享成果、农民增收、企业做大、营养健康"的目标。

　　发展现代医养服务示范区，将其打造成为阜南县甚至全国的医养"后花园"，并辐射带动中部区域。利用良好的自然区位和资源优势，推动一批国际高端医养品牌进入阜南区域，优先拓展康复医疗和健康信息管理两大领域，借助阜南县良好环境资源，加强以色列医疗技术和护理服务资源的引入，加强医疗健康产业与金融机构的创新合作。建立医养大数据中心，实现医养产品的精准供给、投送；引入山地摩托、全地形车、登山、攀岩等户外运动休闲项目。

第三章

理顺医疗卫生体制机制，
实现多方改革主体共赢

习近平总书记指出："要着力推进基本医疗卫生制度建设，努力在分级诊疗制度、现代医院管理制度、全民医保制度、药品供应保障制度、综合监管制度5项基本医疗卫生制度建设上取得突破。"在全生命周期健康结构中，包含着4个层面的生命健康，直接影响人民群众生命健康保障的精准程度和保障水平，成为医疗卫生体制改革过程中极为关键的一环。其中，所涉及的主体主要有：医院、医生、患者、政府、市场、社会等。在医疗卫生体制改革的进程中，这些主体之间会出现一系列激励相容问题，需要不断磨合，在不断摸索中找到有效方式方法去克服，解决因医疗系统主体间信息不对称而引起的矛盾。如何改善因地区医疗资源差异而引起的稀缺问题，如何转变以药养医以达成医疗改革的正向激励，如何利用竞争机制保障药品和医疗服务价格的改革等，这些都是必须要面对的问题。本章概括了阜南县医改经验中总结提出医疗卫生体制改革过程中必须要面对且不易解决的问题，通过借鉴医疗卫生体制改革经验找到可行的解决方案，试图摸索出可以推广到全国的医疗卫生体制改革方案，同时希望通过解决医疗改革中这些痛点难点问题，实现和谐的全生命周期健康生态环境，更加注重延长健康期望寿命。

一、破除医疗卫生信息不对称，构建多方新型和谐关系

在医疗卫生体制前中后的各个阶段、各个环节中，各个主体间存在着不同程度的信息不对称问题，源于工业社会以来分工细化和病患知识有限性之间的内在矛盾，它会导致医疗卫生领域的资源配置失灵，这也是政府介入医疗卫生监管的重要理由。比如，健康状态阶段，政府医院社会与患者之间的信息不对称，导致患者无法有效提高预防疾病意识；在发现疾病之后选择医疗机构之前，病人对医院和医生的选择也存在严重的信息不对称问题，致使无从选择最适合自己的医院和医生，从而导致供需双方无法精准匹配；就医过程中医院、药商与患者之间的信息不对称，导致医患关系紧张难以调和；就医的阶段，市场主体如医疗保险企业和患者之间的信息不对称，导致患者恢复过程中无法得到有效保障。因此想要有效解决信息不对称问题，首先要理清医疗系统中主体之间关系，明确在信息不对称的背景下是如何产生各种问题的，重在分析信息不对称存在的内在原因，进而为体制机制改革解决信息不对称问题提供现实改革依据，为实现全生命周期健康奠定体制机制基础。

（一）全面改革医保支付方式，降低利用信息不对称牟利动机

医疗主体之间信息不对称是医改的主要矛盾。以攻克改革难点为动力，以实现改革目标为愿景，通过对阜南县医改过程进行分析总结，提炼有价值的机制体制改革方案，以此作为全国医改方案的参考。其中医保支付方式对构建医疗卫生体制具有决定性的意义，当医保支付方式从治病转变为促进健康，当医保不仅可以承担治病成本，更能够承担保持

健康状态的相关成本时，那么即使医患之间有着信息不对称的问题，那么也会从根本上降低医生或医院利用信息优势开展过度医疗的动机，对医疗行为从根本上带来规范和制约。对医疗保险方式和公立医院补偿方式彻底改革，引入按照参保人头总额预算进行管理的办法，从源头消除医疗卫生机构和医务工作者利用医疗行为过度牟利的动机，让医患目标实现激励相容。因此，在阜南县医疗卫生体制改革中，这项制度创新具有决定性意义。改革后的支付方式将县域医共体成员单位作为利益共同体紧密地联合在一起，牵头医院通过提升自身力量做大做强，同时拿出技术力量去帮扶乡镇卫生院和村卫生室，尽力留住辖区的病人，减少不必要的病人外转，从而减少辖区参合居民医疗费用不合理的支出负担，在基金结余的情况下各自获得一定的经济效益，让医疗卫生体制更加可持续。

在实现城乡医疗保险并轨改革之后，更好地发挥医保支付方式在引导医疗行为中的重要作用，通过改变对医保基金支付方式，按照参保人数实行预算总额包干，超支不补、结余留用，成为实现目标的有效手段。在改革之前，阜南县相关部门做大量的前期研究，特别是在考虑到如何确定预算包干总额方面，深入、扎实地考虑到了各种因素，依据阜南县历史运行数据，结合当前医保基金支出结构，还要考虑住院和门诊病人诊疗费用的物价上涨情况，并权衡家庭医生签约因素，作为确定下一年度医保基金支出预算总额控制的核心依据。在前期扎实调查研究基础上，阜南县制定了《县域医疗服务共同体试点实施方案》，对医保基金经办机构和县域医共体的预算费用结算做了详细、明确的方案，实行"总额控制、季度预拨、年终决算、超支原则不补、节余留用"的结算方式。

"总额控制"是指医保基金经办机构按照每个县域医共体的服务参保人员数量与单位人员费用标准的乘积后得到年度总额控制标准，然后对提取年度风险基金之后余额的95％作为总包干金额，支付给县域医共体，作为本年度承担辖区人民群众门诊、住院服务的报销补偿总控制金额；"季度预拨"是指医保基金经办机构对控制总额进行核准后，经由财政部门按照季度向县域医共体拨付资金，同时在季度拨付资金中列出 20% 的资金作为调节基金，在季度考核后根据考核结果照一定比例（通常为20%～80%）向县域医共体进行拨付，剩余资金进入年度结算资金；"年终结算"是指年度结束时，相关部门对县域医共体实时绩效考核，根据考核情况将剩余资金向县域医共体拨付；"超支原则不补"是指如果实际支出费用超出总额控制数，要医疗卫生机构自行承担缺口，当然如果是因为重大政策调整或重要突发事件导致的超支，相关部门可以对超支部分进行酌情补偿；"节余留用"是指按照健康绩效管理的理念，县域医共体将实际发生额和预算总额控制额之间的差额进行科学、合理的分配，特别是考虑到事关医疗卫生体制运转的核心指标，比如，县外就诊率、乡镇外住院率、县内上转率、公共卫生工作业绩作为核心考核导向，经过相关部门考核之后，来确定分配结余资金结果，基本原则是调动各级医务工作者的积极性和技术水平，并将个人收入与县域医共体内的费用支出水平相关联。

通过针对县域医共体的严格考核，提升基本医保的管理水平，强化对医疗机构的激励与惩戒并重的约束机制，减少机会主义行为，并利用信用机制提高道德风险与逆向选择成本。

阜南县县域医疗服务共同体合作医疗基金支付考核的部分运行指标（节选）

考核指标	合格标准	考核方法
1. 资金使用率	"人头费"总资金结余率不得高于 10%	信息系统统计，查看财务资料
2. 试点辖区县域内患者就诊率	县域内普通住院就诊率不得低于 90%	信息系统统计
3. 试点辖区总体住院人次上升水平	普通住院总体住院增长水平不得高于非试点地区增长水平	信息系统统计
4. 双向转诊率	规范转诊管理，根据医院经治能力合理转诊	查阅考评医院住院病人转诊记录
5. 县乡住院实际补偿比例	普通住院实际补偿比例不得低于未试点地区平均水平	信息系统统计

考核指标	合格标准	考核方法
6. 按病种付费出院人次占比	县、乡两级医院按病种付费病种占总出院人次占比不得低于规定水平	县乡两级医院按病种付费出院人次占比不得低于省市规定水平
7. "三费"总费用占住院总费用比例变化情况	收治住院病种无明显变化的，"三费"费用增长速度必须低于医药总费用增长速度；"三费增长"水平不得高于非试点地区平均增长水平	信息系统统计
8. 辖区居民签约率	年末辖区居民签约率不得低于90%，每季度应保持合理增长	信息系统统计，现场查看资料
9. 临床路径执行率	临床路径执行率应于按病种付费率保持一致	现场查阅资料，日常审核
……	……	……
15. 医务人员满意度	医务人员满意度不得低于90%	现场询问，问卷调查，随机抽访
16. 社会满意度	社会满意度不得低于90%	现场询问，问卷调查，随机抽访

资料来源：节选自阜南医改的相关文件资料。

（二）利用数字技术手段，构建信息治理机制

数字技术的不断发展对传统医疗卫生体制带来了重要影响，特别是这些新技术对降低医疗卫生信息不对称的程度有着非常重要的意义。人工智能能够深度学习等优势，通过搜集、分析病患的大数据，对病患的历史健康数据进行对比，为他们提供一个最优治疗建议方案。从这个角度来看，搜集病患的结构化和非结构化数据至关重要。数据越丰富，人工智能的分析结果越准确。当然，人工智能方式只能为专家诊断提供一个辅助手段，在个性化诊断方面，人工智能是无法替代传统诊疗手段的。区块链技术能够将各个主体的相关健康和诊断数据以及各个环节上的药品和器材数据，装入分布式的记录系统，并确保可追溯、无法篡改，能

够很好地解决信息不对称问题，让大家更能够理解和辨别过度医疗行为。

此外，在现有数字化、信息化基础上，建立权威的具有公信力的信息公开平台，减少网络虚假信息对社会人群造成的负面影响。在官方部门监管下，医院建立 App，将信息公开并共享，包括医生档案、价格公示等，让群众更加便捷获得信息；政府支持全生命周期健康信息的宣传，制定《卫生健康指引》来引导公民养成良好的卫生习惯，提高预防疾病的意识，营造注重提高健康期望寿命的氛围等；建立公立医院高效激励机制，用绩效考核来引导医务人员行为正向选择。改革现有医务人员薪资结构，真实体现其创意和技术价值；增加医务人员数量，合理配备医护比例，采取弹性工作制，合理安排工作时间，最大程度减轻医务人员的工作压力，避免其在超负荷下产生工作倦怠而影响医疗质量和医患沟通的效能。细化医德医风考核，制定相关量化标准。

（三）建立医疗卫生信息披露制度，厘清落实管理责任

工业社会以来，随着分工专业化水平的提升，经济社会运行效率不断提升，但也产生了专业化分工与信息不对称之间的内在矛盾问题，为了更好地解决医疗卫生信息不对称的问题，对医疗卫生信息的强制披露制度也许是一个非常适当的制度政策，我们可以充分学习证券交易所的信息披露监管经验。事实上，证券交易信息不对称的复杂程度并不比医疗卫生领域更高。这个制度对于更好地促进医疗卫生资源配置效率，减少成本和效率损失，提升病患和医院、医生的匹配度，具有非常现实的意义。此外，借鉴国外经验，运用大数据和互联网等成熟技术，建立一套强制性的医疗卫生信息披露机制。

阜南县在推进医疗卫生信息强制披露制度方面走在了前面，信息披露多种多样，对内和对外公开相结合，主要有以下四种方式：一是党务院务信息披露。对涉及医疗卫生体制运行中的党的建设和医院行政相关信息进行公开披露，主要包含：医院党组织和行政的基本架构（岗责体系、内设科室等），医疗卫生机构和医务人员的相关行业资质（依法执业

登记信息、医务人员准入资质、药品耗材或设备相关资质），医务人员的基本情况（名字及主要方向、出诊时间、执业事件），医疗服务信息（服务内容和项目、重点专科、服务窗口信息、轻重症患者的控制与预防、医疗服务质量评价和满意度情况），管理制度和程序（急诊门诊和住房程序、病人入院和转院程序、处方开具或检化验检查程序、病情告知诊断程序和环节、医疗纠纷程序），患者权利与义务（患者应该享受或遵守的规则制度），药品耗材和检验检查信息（药品耗材和检验检查收费标准、特殊药品耗材收费标准、药品耗材的采购信息），当前医院资源利用情况（各个科室实际床位数和空床数），公开招标、预决算及审计情况，各类便民措施相关信息（资料打印复印服务信息、费用查询电话、投诉电话）等。二是向病人及其家属公开披露的主要内容。主要包含：门诊住院的费用清单（药品、耗材、检验检查和各类医疗服务相关信息），收费查询的相关渠道等。三是向内部职工公开披露的主要内容。主要包括：医院运营绩效（运营管理绩效、医疗行为质量、分配方案），医院重大决策事项（设备采购、基本建设工程项目、重点学科和学科带头人建设、人员编制和人事招聘）等。四是向社会公开披露的主要内容。主要是在医院内部的相关节点位置或者微信公众号、网站对涉及医院运行情况和运行绩效、健康保健常识和理念、医保报销程序和标准、医疗费用标准、医疗机构服务承诺内容等。

此外，在医保基金支付时，相关主管部门将信息披露作为重要的绩效条件进行考核，纳入医保总额支付相关结算制度之中，其中明确规定县域医共体必须要建立公示制度（信息披露），设置了7个指标并赋予相应分值，通过对县域医共体三级医疗卫生机构采取实地查看等方式来实施考核，这些指标分别是：悬挂医共体匾牌，公布医共体基本内容；公布参合群众住院流程、即时结报流程；公示新农合起付线、政策补偿比；公示按病种付费的病种及病人自付比例；公示医共体分级诊疗及双向转诊流程；公布居民签约服务内容及流程；公示新农合住院病人费用补偿信息。

埃森哲报告——数说医疗行业五大趋势

趋势一：AI 交互才是未来。当人工智能拥有正确的规则、算法和情报系统时，将会更加了解医患过往的病史、过敏史和过去的生活模式，并结合患者的情况，进行个性化的指导。

趋势二：生态系统的力量超越了健康平台。传统的医疗保健行业利用第三方平台的关系，建立新的数字生态，开启未来发展的新浪潮。医疗保健行业正在设计未来的医疗价值链、改变组织框架、服务甚至市场本身。

趋势三：创造未来的医疗保健人才。现在求职平台和职业规划管理越来越完善，传统的招聘模式已经不受用，人才市场将会趋向越来越开放和透明。在确保监管合规和质量的同时，开放人才平台开始在特定的护理领域发力，勾连人才需求方和求职者。

趋势四：越来越人性化的技术设计。这些更加人性化的设计将会更好地改变医患的关系以及相关利益者的关系，而且消费者将一个更好的和技术互动的机会，这些技术会带来更好的护理效果。

趋势五：重新定义医疗健康护理规则。从技术标准，到伦理规范，到政府授权，在生态系统驱动的数字经济中，仍然需要界定广泛的规则，特别是在高度管制的行业。为了推进数字化进程，医疗保健企业必须担当起领导角色，帮助制定新的规则。

资料来源：节选自"埃森哲报告：2017 年数字化浪潮下的医疗行业五大趋势"，中国工程科技知识中心，2017 年 10 月 19 日。

二、优化全域医疗卫生资源配置，有效降低制度性交易成本

习近平总书记明确指出，"要推动医疗卫生工作重心下移、医疗卫生资源下沉，推动城乡基本公共服务均等化，为群众提供安全有效方便价

廉的公共卫生和基本医疗服务，真正解决好基层群众看病难、看病贵问题"。全民健康，本质是关注人的整个生命健康周期的"全生命周期健康"，在这种理念引导下，医疗服务要通过改革，从过去"重治疗轻预防"逐步转向"治未病促健康"。相应地，优化医疗卫生资源配置的目标导向也要及时调整，在医疗服务的三个阶段，即普及健康理念、引导健康生活方式的前期预防阶段，实施精准诊疗的事中医治阶段，关怀康复、养老与临终的事后康复照料阶段，不同环节资源分配中始终突显"全生命周期健康"理念。形象地说，过去的医疗卫生服务是"看病—拿药—回家"，现在及未来的全生命周期健康服务是"预防—治疗—康复"的全过程服务。阜南县在探索创新县域医疗卫生体制改革新举措方面，紧紧围绕"大病县内治、小病就近看、未病共同防"的体制思路，建立县乡村之间的共同利益链平台，实现县内县乡村平台网格化治理模式、各负其责、构建基层首诊、双向转诊、急慢分治、上下联运的分级诊疗模式，建立"强县、活乡、稳村"的医改模式，切实落实习近平总书记提出的"以基层为重点，以改革创新为动力，预防为主，中西医并重，将健康融入所有政策，人民共建共享"的要求，显著降低了人民群众面临的制度性交易成本，为我国医疗卫生体制改革特别是县域医疗卫生体制改革提供了极具价值的经验。

（一）医疗卫生资源配置不够优化，制度性交易成本居高不下

当前，随着社会老龄化程度和趋势的加深与持续，养老相关的医疗服务需求增长速度较快，现代社会生活方式带来了疾病谱和死因谱的巨大转变，一些常见病、多发病，特别是高血压、糖尿病、肿瘤、心脑血管病等慢性病，成为影响人民群众生命健康安全的最直接威胁。由于当前医疗卫生体制的设计落后于人民群众对美好生活需要和高质量发展的需要，我国医疗卫生这一体制领域尚存在巨大浪费和低效率，特别是医疗资源分布失衡、医疗机构发展滞后和医疗机构健康服务能力不足等方

面，直接结果是制度性交易成本非常之高，这些成本往往被广大人民群众承担，成为提高医疗负担甚至社会不稳定的重要因素。

由于基层医疗卫生业务能力不足，难以有效应对常见病、多发病的治疗，导致大量常见病、多发病患者向城市大医院无序流动，"县域医院无病可看，大医院看病一号难求"的局面。2014 年，阜南县县外就诊率为 27.4％，县内住院率为 22.5％，其中乡镇卫生院住院人次占比仅为 25.82％。全县基金支出中，其中县外医疗机构基金补偿支出占比 39.8％；县级医疗机构基金补偿支出占比 43.3 ％；乡镇医疗机构基金补偿支出占比 11.5％；村级基金支出占比 5.4％，在基金支出上明显出现"头重脚轻"和"倒金字塔"的状况。因此，优化医疗卫生资源配置，必须要通过医疗卫生体制改革，实施源头治理，从根本上降低制度交易成本去推动，一方面要能够实现全生命周期健康公共服务供给的效能提升，使人们"治好病""成本负担小"，一方面要能够满足并提高公众对预防保健的需求、降低盲目诊疗的资源耗费，使人们有效预防疾病，从而减少生病。

即使很多地方都在推动建立分级诊疗体系，而制度运行大多停留在三级医院与二级医院之间的"双向转诊"上，在实际运行中存在"上转易，下转难"的问题，往往基层医疗卫生机构在诊疗过程中发现危重症、疑难杂症患者后，会及时向上转，而经过大医院诊疗医治之后将患者下转给基层医疗卫生机构的情况非常少见，缺少详细的转诊标准和有效的信息沟通是影响双向转诊效果的机制障碍，而转诊背后涉及的利益结构调整是转诊机制"转不动"的核心症结。保证分级诊疗机制真正落地，实现转诊机构之间的利益对接一致，让医共体成为实实在在的激励相容"共同体"，成为阜南县域医疗卫生体制改革瞄准的问题导向，也是实施的改革重点。

（二）组建医共体医联体，减少病人外出流动成本

阜南县制定"政府得民心、群众得实惠、医院得发展、医生有激

情、基金可承受"的医改工作目标，紧紧围绕打造"健康阜南"和"强县、活乡、稳村"的体制机制思路，对县乡村三级资源进行全面整合，形成"对上医联体、对下医共体"的分级诊疗模式，明显增强县级医院治大病的能力和水平，人民群众得了常见病、多发病不需要再跑到县外大医院去治疗。强化乡镇卫生院治疗小病的能力和水平，一些小病完全能够在乡镇层面解决。完善村卫生室网络体系，把防未病的工作做到实处。通过一系列改革，一整套由三级医疗卫生机构组成的网格化医疗卫生服务网络树立起来，这种模式被成为"大病县内治、小病就近看、未病共同防"的运行模式。县域医共体内的三级医疗卫生机构都能得到充分发展的机会，越来越多的县外就诊群众必然会回流至县域医共体治疗，进而增加各级医疗卫生机构和医务人员的收入水平，助推发展进入良性轨道。

在县域医共体运行过程中，三级机构之间不是简单的机构加法，而是在彼此之间构建分工合作的一套体制机制，形成完备的三级医疗卫生机构网络体系。县级牵头医院强化自身能力建设，使整体服务能力达到一定水平，能够担负起对县域医共体各成员单位实行业务技术指导的职责；乡镇卫生院也需要具备与县级牵头医院一定的配套合作能力，对设备设施、人员都有着一定要求；村卫生室的网络设置应该尽可能涵盖县域，能够有效承担基本的医疗卫生服务。

县域医共体在服务县域人民群众的特征主要包括以下几方面。

1. 强化县级业务能力，实现"大病县内治"

通过医联体这个纽带，县级医院与上级医院之间接上了"天线"，建立上下级医院协同发展的格局，建立技术指导关系和利益分享机制，全面增强县级医院的能力，与一线和省会城市大医院以及区域性医疗机构联合，发展县级医院传统优势科室，补短板，实现分工发展。在县级医院设立编制周转池，请进来、走出去，在上级医院帮助下，鼓励业务骨干到上级医院拜师学习，到乡镇卫生院轮岗。全面提升县级医院治大病能力，脑卒中、肝动脉化疗栓塞、血管造影、食管支架、心脏支架等大病治疗能力方面均有所突破。

在建立分级诊疗体系过程中，县域医共体通过建立制度更好地引导病人在县内治疗，并制定了病人外流监测和奖惩办法。医保参保人员应该首选在县域医共体内治疗，县域医共体内 100＋N 种疾病目录的患者原则上不得转诊至县外治疗，只有疾病无法在县内确诊、县内无治疗条件以及特殊危重症患者必须马上到县外抢救。在上转县外医疗时，优先转向医联体定点医院。

2. 激活乡镇医疗资源，实现"小病就近看"

县域医共体内，县级牵头医院积极帮助乡镇卫生院强化基础设施建设，县级医院骨干采取师带徒、讲座宣传、轮岗坐诊、进修培训、手术示范等方式，帮助乡镇卫生院提升业务能力水平，在机构主管关系、资产权属、人员编制身份、财政投入和政策支持都不改变以往体制的情况下，实现医疗业务、人员安排、资产管理、财务管理等各个条线的统筹调度。阜南县三家县域医共体中，三家县级牵头医院投资千万元为乡镇卫生院和村卫生室增加基础设施和购买设备，派遣科室业务技术骨干人才去乡镇卫生院任职，帮助它们强化制度建设，并通过人才制度建设，破解乡镇卫生院"招人难、用人难、留人难"问题。

在激活乡镇卫生院时，阜南县制定了驻点医师管理办法，通过驻点医师这个制度，显著强化乡镇卫生院在开展医疗服务方面的能力水平，让广大人民群众不需要出乡镇就能够享受县级医院专家的贴心服务，有利于实现 90％的病人不出县的医疗改革目标。在选择驻点医师时，阜南县严格设置标准，驻点医师主要承担帮助乡镇卫生院提升常见病、多发病的诊断能力，组织相关医疗业务活动，帮助乡镇业务人员强化业务水平。对驻点医师在驻点期间实行更加优厚的薪酬分配，与职称评定、教育进修等挂钩。在针对驻点医师进行考核时，对其日常工作记录、出勤情况、患者满意度等进行重点考核。从图 3—1 能够看出，阜南县在实施改革后，整个乡镇卫生院的资源活力被激发。

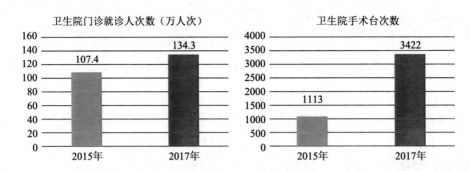

图 3—1 2015 年到 2017 年阜南乡镇卫生院门诊就诊人次和手术台次增长

3. 稳定村级服务体系，实现"未病共同防"

县级牵头医院和乡镇卫生院和村卫生室一起建立居民健康服务团队，开展签约工作，对实施居民健康管理进行业务指导，开展百名医师进村室"师带徒"工程，在县域医共体的经费分配上向村卫生室倾斜，特别是增加对村卫生室开展健康管理时的奖励力度，让村卫生室更加稳定，更好地发挥它们在守护人民群众健康中的功能作用。建立包村医师制度，实施包村帮扶计划，全面提升村卫生室提升人才队伍能力，强化其开展基本医疗和公共卫生服务的能力。特别是发挥县域医共体的基层网络优势，全面推动乡村医生（家庭全科医生）到人民群众开展签约服务工作，在县级牵头医院的领导下，由乡镇卫生院和村卫生室的医务人员组成签约服务团队，为辖区人民群众开展签约服务。服务内容包含基础服务和个性化服务两种类型。前者主要是指，国家规定的基本公共卫生服务，基本医疗服务，转诊预约服务以及居民健康评估等；后者主要是指健康一体机服务、家庭病床以及经过批准的相关服务内容。

下面通过一个案例来说明。以外科常见疾病急性阑尾炎为例，阜南县对此作了典型调研，对不同患者在省、市、县和乡镇的住院费用和报销情况做了对比，见表 3—1。实施改革后，可以非常直观地看到人民群众住院成本得到有效节约，极大减轻了治病负担。

表3—1 急性阑尾炎在不同层级医院的住院费用和报销情况对比 单位：元

级别	住院费用	个人支付	农合资金报销
乡镇	1444.79	288.79	1156.00
县级	4607.81	1477.52	3130.29
市级	4914.60	2355.84	2558.76
省级	10977.23	7580.97	3396.26

资料来源：根据阜南县调研有关资料整理而成。

（三）利益共享确保分级诊疗落地，医疗机构主动分担制度成本

在县域医共体内，打通财政投入、人事编制和医疗卫生资源配置的共享共用通道，分级诊疗和双向转诊上下协同，制订规范的双向转诊方案，健全县级和乡镇两级之家的双向转诊机制，成为医疗卫生体制改革的重要方向。

一方面，明确县乡村三级功能定位和分工协作机制，让人民群众少跑路、低成本。县级牵头医院主要负责提供县域内基本医疗服务，抢救危重症病人并向上及时转诊，承接上级医院向下转诊病人，并承担对乡镇和村的业务指导工作；乡镇卫生院负责开展二级以下手术、住院分娩等工作，治疗一些常见病、多发病，承接县级医院下转病人；村卫生室负责人民群众的健康管理和基本公共卫生。以此实行县域医共体三级机构各级分工协作机制。另一方面，建立三级机构之间规范的双向转诊制度。构建县域医共体内县级牵头医院和乡镇卫生院之间的双向转诊制度，人民群众到乡镇卫生院就诊后，如果病情较为严重，特别是临床各科急危重症、疑难复杂病例、突发公共卫生和重大伤亡事件中处理能力受限病例、疾病诊治超出本机构核准诊疗科目的病例等群体，确实需要转诊，乡镇卫生院首选向其所在县域医共体牵头医院转诊；经过县级医院治疗后，该群众病情趋于稳定，则根据实际情况可以转回乡镇卫生院进行康复治疗。如果县级医院也无法有效治疗，在经过县级医院开具证明后，

向县外医院机构进行转诊。在实行转诊制度时，对县级医院和乡镇卫生院的转诊行为进行严格控制，制定了县级医院和乡镇卫生院的分级诊疗病种规范，对县级医院和乡镇卫生院分别制定了"100＋N"和"50＋N"的常见病种诊疗规范，包括病种类型、住院标准、转诊程序和医保基金支付办法等内容，对不同层级医院的医保基金住院起付线和报销比例进行差异化设计，适当提高县外医疗机构住院的起付线标准，更好地引导人民群众在县内诊疗常见病、多发病，对在基层医疗卫生机构首诊但仍需转诊的病人适当提高报销比例，对未经过基层首诊环节而直接到县外医院就诊的非急诊病人适当降低报销比例。县级牵头医院会预留部分挂号指标，用于基层医疗机构上转病人，针对贫困群体，实行先治疗后付费办法。建立分级诊疗的激励约束机制和费用控制机制，包括医共体成员单位间利益协同机制、医疗机构内部规范医疗服务行为的约束机制、多种支付方式改革的限费机制以及制定量化考核指标的扣费机制。

在双向转诊制度实施过程中，县域医共体内的乡镇卫生院对病人充分提供诊疗服务后仍然无法有效治疗，可以向上转诊，但转诊对象必须为同一县域医共体内的县级牵头医院，比如，第一县域医共体的县级医院就是阜南县第一人民医院。经过县级医院治疗后，病人情况趋于稳定，在后期康复治疗时下转给乡镇卫生院，开展后续治疗。这个过程中，严格根据病人及其家属个人意愿，在治疗时，合理检查检验、用药，县域医共体内医疗卫生机构的检查检验结果互认，为病人提供全周期医疗卫生服务，直至病情基本回到正常状态。而且，县域医共体内的上下级医疗机构之间建立收益共享、风险共担的机制，在制度上实现充分衔接、无缝流转。转诊过程中，做好备案措施，对违反规则者进行严肃的责任追究。

简言之，双向转诊制度让本来由人民群众自行承担的就医协调成本，被分级诊疗体系分担，发挥了非常好的社会效应。通过这些改革，显著提升了乡镇卫生院在医疗服务方面的能力水平和质量效能。以某乡镇卫生院为例，在其所在县域医共体县级牵头医院的对口帮扶下，2016 年该院总收入较 2015 年同比增长 92％；门诊总人次较 2015 年同比增长 42.39％；住院总人次较 2015 年同比增长 35.84％。而且，进一步激发了医务人员的工作热情，2016 年该院人员支出占比为 40％，较 2015 年同比提高 20 个百分点，医务人员责任感和幸福感明显提升。

（四）构建风险分担机制，维护各方合法权益

近些年来，随着医疗卫生服务供给和需求之间的结构性矛盾不断突出，加之由于医疗卫生领域是一个高度专业化的领域，某些情况会导致病人对诊疗过程的不理解，如果缺乏有效沟通，就会导致医疗纠纷，少数人会走极端，发生恶性伤医、害医的行为，甚至会发生严重的死伤刑事案件。从当前医患纠纷的原因来看，主要包括以下几点：一是医疗卫生资源配置存在着结构性问题。大量医疗资源集中在上级大中医院，小医院不能满足人民群众对诊疗的需求，当人民群众离家外出就医时，本来心理和经济压力极大，到了大中医院后，如果诊疗效果或者过程无法满足自身对诊疗结果的期望，很容易以极端方式发泄情绪。二是由于传统医疗卫生体制形成的以药养医、以耗养医等机制，医生们往往关注开药、检查，对诊疗过程的人文关怀不足，从而导致医患关系趋于紧张，不信任感增强。三是医疗卫生体制运行中的信息公开不足，导致患者误解或者对信息不透明带来的不信任感，也会加剧医患关系紧张的局面。

在县域医共体运行中，为了更好地预防和妥善处理医疗纠纷，更好地化解医患矛盾、让医患关系回归到正常状态，从根本上维护各级医疗卫生机构以及医务工作者的合法人身和财产权益，阜南县制定了县域医共体风险分担的相关制度，有效应对当前医患关系之间的矛盾和问题，按照依法依规原则，妥善处置这类问题。一是县域医共体各个成员机构必须制定医疗纠纷风险的防范和处置预案，在规定区域设置医疗纠纷中患者一方的接待场所，客观、冷静地受理患者关于纠纷议题的投诉。同时，与公安部门联合成立警务室，及时处置、应对，在第一时间避免恶性伤医事件的发生。二是从医疗纠纷发生的源头，强化各个成员机构医

务人员遵章守纪的责任和担当意识，从源头上减少医疗纠纷发生的概率，特别是要求他们严格遵守各项医疗服务操作规程。三是要特别注重信息公开，在不违反保密原则情况下，能公开尽量公开，对疾病情况、诊疗措施、费用支出等信息及时告知病人，还要注意保护病人隐私等。对诊疗过程的病例资料要及时留痕、整理存档。四是县域医共体各成员单位要在第一时间向县级牵头医院报告已发生的医疗纠纷，同时要采取紧急措施避免事态恶化。如果发现患者一方有着严重损害成员单位医疗服务秩序行为，或者有着严重伤害医务人员人身权利、财产权利或者损害医疗机构财产权利的行为等，马上联系公安部门进行应对处置。五是还要参加县域医共体之外的调节机制，派出专门人员参加医疗纠纷人民调解委员会并参与处置医疗纠纷。六是建立乡镇（中心）卫生院医疗风险基金。

医疗纠纷预防（节选）

第九条　医疗机构及其医务人员在诊疗活动中应当以患者为中心，加强人文关怀，严格遵守医疗卫生法律、法规、规章和诊疗相关规范、常规，恪守职业道德。医疗机构应当对其医务人员进行医疗卫生法律、法规、规章和诊疗相关规范、常规的培训，并加强职业道德教育。

第十条　医疗机构应当制定并实施医疗质量安全管理制度，设置医疗服务质量监控部门或者配备专（兼）职人员，加强对诊断、治疗、护理、药事、检查等工作的规范化管理，优化服务流程，提高服务水平。医疗机构应当加强医疗风险管理，完善医疗风险的识别、评估和防控措施，定期检查措施落实情况，及时消除隐患。

第十一条　医疗机构应当按照国务院卫生主管部门制定的医疗技术临床应用管理规定，开展与其技术能力相适应的医疗技术服务，保障临床应用安全，降低医疗风险；采用医疗新技术的，应当开展技术评估和伦理审查，确保安全有效、符合伦理。

第十二条　医疗机构应当依照有关法律、法规的规定，严格执行药品、医疗器械、消毒药剂、血液等的进货查验、保管等制度。禁止使用无合格证明文件、过期等不合格的药品、医疗器械、消毒药剂、血液等。

第十三条 医务人员在诊疗活动中应当向患者说明病情和医疗措施。需要实施手术，或者开展临床试验等存在一定危险性、可能产生不良后果的特殊检查、特殊治疗的，医务人员应当及时向患者说明医疗风险、替代医疗方案等情况，并取得其书面同意；在患者处于昏迷等无法自主作出决定的状态或者病情不宜向患者说明等情形下，应当向患者的近亲属说明，并取得其书面同意。紧急情况下不能取得患者或者其近亲属意见的，经医疗机构负责人或者授权的负责人批准，可以立即实施相应的医疗措施。

第十四条 开展手术、特殊检查、特殊治疗等具有较高医疗风险的诊疗活动，医疗机构应当提前预备应对方案，主动防范突发风险。

第十五条 医疗机构及其医务人员应当按照国务院卫生主管部门的规定，填写并妥善保管病历资料。因紧急抢救未能及时填写病历的，医务人员应当在抢救结束后6小时内据实补记，并加以注明。任何单位和个人不得篡改、伪造、隐匿、毁灭或者抢夺病历资料。

第十六条 患者有权查阅、复制其门诊病历、住院志、体温单、医嘱单、化验单（检验报告）、医学影像检查资料、特殊检查同意书、手术同意书、手术及麻醉记录、病理资料、护理记录、医疗费用以及国务院卫生主管部门规定的其他属于病历的全部资料。患者要求复制病历资料的，医疗机构应当提供复制服务，并在复制的病历资料上加盖证明印记。复制病历资料时，应当有患者或者其近亲属在场。医疗机构应患者的要求为其复制病历资料，可以收取工本费，收费标准应当公开。患者死亡的，其近亲属可以依照本条例的规定，查阅、复制病历资料。

资料来源：《医疗纠纷预防和处理条例》（中华人民共和国国务院令第701号）第二章 医疗纠纷预防（节选，文件中是第九条至第二十一条）中央人民政府门户网站，http://www. gov. cn/zhengce/content/2018 — 08/31/content _5318057. htm.

（五）城乡社保基金制度并轨，建立一体化管理新体制

在医保基金的管理体制中，一直存在着城乡不统一的二元制度短板，随之带来了非常多的问题，影响了社会公平目标实现，主要表现在：城

镇居民医保和新农合之间的保障群体可能会出现不同程度的交叉，各个地区的工业化和城镇化推进速度非常快，户籍制度逐渐放开，人口流动程度加剧，会引发城乡医保界定对象的重复认定，导致交叉问题出现；城乡医保之间出现待遇差别。与新农合相比，城镇居民医保的缴费和受益标准相对较高，而且在城镇居民医保认定的病种种类、核定待遇方面与新农合形成差异，导致城乡之间容易在医保支出管理中产生矛盾。此外，两者并行也给医保基金运行管理带来一定风险，提高了管理协调成本。

为了解决上述问题，早在 2012 年，阜南县就对城乡医疗保险进行了并轨，构建城乡统一的医疗保险新模式，在管理机构、筹资时间、筹资对象、筹资标准、报销补偿等五个方面实行统一，形成城乡标准化运行模式。一是统一管理实现机构。鉴于新农合在省际已经建立了一体化信息管理体系，在普遍管理方面具有非常丰富的经验，因此将城镇居民医疗保险统一划归到阜南县新农合医疗管理中心，由县卫生行政部门主管，从而实现管理机构统一，提升管理效率、减少成本。二是筹资时间实现统一。并轨后，在每年的四季度内统一实施下一年的筹资活动。三是筹资对象实现统一。城镇居民医保和新农合筹资对象进行合并，更好地提升基金抗风险能力水平，有效改善合并后的参保人员待遇水平。四是筹资标准实现统一。自 2013 年起，参保个人的缴费标准按照《阜南县 2013 年城乡居民合作医疗保险制度实施方案》执行。五是报销补偿待遇实现统一。

与之相适应的是，对医保基金的管理模式进行改革、优化，实施银行管钱不管账、经办机构管账不管钱、专户储存、收支分离、封闭运行的模式，由管理分中心、管理中心和财政部门进行三级审核。医保基金经办机构强化对各级医疗卫生机构的全周期、全环节管理控制，分别从事前、事中、事后进行全方位监管。事前主要强化定点医疗卫生机构准入门槛、通过医疗机构预警机制引导病人合理就医，强化经办人员业务能力；事中主要是运用数字化手段全程监控医疗服务过程，利用日常巡查排除风险隐患，有效解决医患以及机构运行的矛盾；事后主要是采取信息公开措施，更好地让社会公众进行监督，并对不遵守规则的医疗卫生机构实施惩罚措施，甚至取消医保定点资格。

三、破除"以药养医、以耗养医、以检养医"，建设正向激励机制

在未来医疗卫生体制改革中，从"以药养医、以耗养医、以检养医"变为"以健康养医、以德养医、以技养医"，从逆向激励转向正向激励。某种意义上说，"以药养医、以耗养医、以检养医"成为现行医疗卫生体制的顽疾，在阜南县推动医疗卫生体制改革中，着眼于构建多方相容的正向激励机制，通过分配机制改革激励大家转变为"以德养医、以技养医"，作为政府监管方来说，立足于医疗卫生机构的公共服务属性和效益属性，两者有机融合，在公共服务和经济效益之间寻找平衡点，以医疗和公共卫生服务质量为导向，通过运用综合评价和绩效考核手段，来建立正向激励机制，彻底激发医疗卫生体制中各方主体的活力和积极性。

（一）"以药养医、以耗养医、以检养医"，各方主体激励不相容

从经济学和管理学基本理论角度来看，在一个组织体系内，如果有着多元目标的主体，彼此之间没有形成目标相互兼容的状态，可能会导致各方主体在采取行为时，彼此呈现一种相互掣肘的状态，各个主体之间的协调成本上升，有时候整个组织运转会偏离最优的组织目标，甚至与之背离。在医疗卫生体制改革中，必须要以人民群众的健康目标为根本目标，树立让人民群众看得起病、容易看病的体制机制，实现病有所医、老有所养的目标。

从源头来看，以药养医等机制的设立最初目的是减轻政府对医疗卫生投入的财政负担、填补医院的收支不平衡。然而在实际运行中，这一机制并未起到应有的正向激励作用，而是走向了相反方向，成为各大医院增加收入的主要方式，引起一系列的逆向激励效应，使公立医院公益性严重异化。承担公共服务功能的医院在很大程度上要依靠药品收支差额这种渠道来弥补医疗卫生服务形成的亏损缺口。然而，以"药养医、以耗养医、以检养医"的机制给正常的医患关系、政府和医疗机构关系带来了扭曲效应，本来病人的目的是以最低成本看好病，提升生命质量，在"以药养医、以耗养医、以检养医"的机制下，有些医务工作者和病人的关系变成了零和博弈，医务工作者容易凭借信息较多的优势开大处方、过度检查、过度治疗，导致病人负担增加、痛苦增加，即使看好了病，也是花费了巨大代价和痛苦才得来的。当然，医生也会不断追求让人民群众更加健康，但往往想多让病人消耗更多的医疗卫生资源来达成这个目标，大家没有把主要精力放在提升自身的业务能力水平上。长此以往，人民群众和医务工作者的关系日趋紧张，不信任感增强，也导致医保基金耗费过快，加大了财政支出负担。这个局面显然是各方都不愿意看到的。这种激励不相容的体制也一定程度上造成了看病难、看病贵的问题，在很多医疗卫生机构，那些非常成熟、价格低、见效快、被反复验证疗效的常见药品越来越少，而一些所谓的新药、高价药、进口药却越来越多，这种结果的出现与当前的激励不相容体制有着很大关系。

（二）推行医药分开，改革运行补偿机制

在深化医疗卫生体制改革中，破除"以药养医"等现行机制症结，最关键之处是重构医疗机构和病人之间激励相容的体制机制，让彼此目标达成一致，并形成新体制机制，让健康成为医院和医务工作者获得收入的最大动力，实现"病人得健康、医院有效益、医生有成就感"的良性机制。阜南县在破除"以药养医"过程中不断推行医药分开，改革运行补偿机制，为改变"以药养医"提供财政保障。卫生部前部长陈竺指出，医院管理应坚持以患者为中心，并且遵循医疗服务工作基本规律，保障患者安全，构建和谐的医患关系。①

　　一是对运行补偿机制进行全面改革。早在 2012 年，阜南县在县级医院对药品实施"零差率"销售，这项改革对县医院带来的收入影响，政府运用财政和改变挂号费的方式进行补偿，分别占补偿的 75％、25％，在不会大幅影响医院收入的同时，病人就医负担大幅下降，确保医保基金支出处在一个稳定的水平。此外，县级医院依法依规更加严格执行省级物价主管部门关于降低设备检验检查的规定，适度提高在疾病治疗、护理和手术等体现业务技术能力的价格水平，并按照信息公开原则执行。通过这种收益结构的优化调整，促进医院和医生更加提升自身业务能力，促进以技养医，降低以药养医的动机。二是对药品、耗材的采购程序实施严格的招标程序。阜南县各级医院严格执行《安徽省县级医院药品集中采购目录》《县级医院基本用药目录》，严格在规定目录选择医院药品采购名录，优先将国家基本药物列入采购名录，确保每月《县级医院基本用药目录》内药品采购总额占采购总额的比例高于 70％，其采购药品依法依规通过省级医药集中采购平台集中采购，线上运行。同时，对药品采购编制科学的采购计划，提升采购工作的规范性、计划性。国家实行特殊管理的药品、廉价急救药品在纳入省集中招标采购前，由县级医院按有关法律法规自行组织采购，实行"零差率"销售。对符合规定目录内的耗材，按照省级集中采购，对规定目录内的非集中采购耗材，医院自行采购，采购全过程进入监督范围。三是明晰政府和医疗卫生机构的关系，优化政府投入机制，更好地体现各级医院公共服务的功能定位。对县域医共体内各级医疗卫生机构的基础设施建设、大型设备采购、人才和学科建设、承担特殊医疗卫生任务等全面纳入政府财政保障范围，予以充分足额保障。

---

① 　陈竺：《落实科学发展观 加强医院管理工作》，《中国医院》2007 年第 10 期。

（三）建立正向激励机制，"以健康养医、以德养医、以技养医"

在医疗卫生体制中，必须要用新制度来替代"以药养医、以耗养医、以检养医"的传统机制，即"以健康养医、以德养医、以技养医"。在新机制激励下，政府主管部门、医院、医务工作者、病人和市场主体的目标全面趋于一致：政府希望人民群众的生命健康水平不断提高，既能让社会变得更加有序、为经济社会发展提供健康的人力资本，又能够确保医保基金运行更加持续，减少医保基金过度消耗；病人希望自己的健康水平更高，能够全面提升生命质量；医院希望医疗服务行为带来的收益是稳定的、可持续的，并减少医患目标不一致带来的各类社会成本耗费问题，并希望建立一支富有业务能力和奉献精神的医务工作者队伍；医生希望凭借自己的精湛医术治好更多病人，让自己的诊疗风险趋于最小化，并不断提升自己的能力，回到医者仁心的初心，在医术上精益求精以及在服务态度上不断改进；市场主体也可以转换利益导向，培育新的产业，创造新的增长点。传统医疗卫生体制中，市场主体的相关激励放在设立越多的病床、盖更大的楼宇、生产更多的药品和耗材，但是这种产业发展偏离了人民健康的初心，而在新体制下，健康经济及相关产业成为市场主体的增长点，精准了解人民群众对健康的需求，让健康成为驱动经济发展和产业发展的利润增长点，才是回到初心的体现。

对此，阜南县实施了一系列改革，为向"以健康养医、以德养医、以技养医"转变提供足够的政策支持体系，为医疗卫生体制改革提供了重要参考和借鉴意义。一是实行全口径预算体系，对乡镇卫生院的收支全口径纳入财政预算统一管理，取消对乡镇卫生院的收支两条线管理方式。为此，阜南县卫生健康行政主管建立了医疗卫生财务核算分中心，按照预算管理、定向补助、绩效考核、超支不补、结余按规定使用的基本原则，将乡镇卫生院的收支全部纳入财政预算管理。乡镇卫生院作为公益一类事业单位的功能定位保持不变，继续承担基本医疗服务、基本公共卫生的相关职能，但医疗服务之外的收入不纳入县域医共体的统一核算与分配。仅在 2016 年，阜南县财政就拿出 6000 多万元资金用于补偿乡镇卫生院的预算收支缺口，这在一个贫困县和财政收入规模并不大的县是极其难能可贵的。二是财政部门自觉放权，改革医保基金拨付方式，对居民医保基金实行预拨制度，由后付费改为先付费制。这一政策措施能够很好地解决"过度"医疗问题，激发医疗机构自我管理活力，进而解决看病贵的问题，更加激励县域医共体内三级医疗卫生机构主动节约支出、提升业务能力。阜南县是人口大县、劳务输出大县，为了更好地确保人民群众在春节返乡期间得病后进行及时诊疗，在每年年底，阜南县财政部门都会对财力进行统筹安排，向县域医共体预拨第二年一个季度的资金。三是对药品、耗材供应体制进行改革，实行药品耗材集中带量采购制度，实行"零差率"销售，让人们广泛推崇的大量基本药物和普通药物回归医院，让人民群众少花钱、花好钱。阜南县对医疗卫生体制做过深入调研发现，人民群众意见最大的集中在药品、耗材价格上，这是阜南医改遇到的最大难题，也是最先操刀改革的地方。在改革中，阜南县根据《安徽省公立医疗卫生机构药品耗材设备集中招标采购办法》《安徽省公立医疗机构药品耗材带量采购指导意见》，组成县域医共体药品采购联合体，全面实施县域内医疗卫生机构的药品、耗材集中带量采购，为破除"以药养医、以耗养医、以检养医"奠定坚实体制基础。在实施这个制度之后，仅 2017 年一年，阜南县某县级医院的药品、耗材占比就比 2014 年下降近 20 个百分点，同时期乡镇卫生院下降 11 个百分点，取得了非常明显的效果。四是建立"以健康养医、以德养医、以技养医"的医疗卫生绩效考核体系，让其落到实处、落到制度导向之中。绩效考核制度是医疗卫生体制体现健康导向的最终环节，必须要建立一套以健康水平测度的考核体系，特别是引导县域医共体内各级医疗卫生机构更加注重医疗服务的效果和质量，更加关注医疗行为的安全性和可持续性，优化服务效率，有效实施医保费用支出的控制和提升病人满意度等核心指标。专栏3—4是阜南县某县域医共体的健康服务团队在开展绩效考核中的部分内容，从中我们可以非常清晰地看到，人民群众的健康水平提升成为根本的绩效考核导向。五是实施薪酬制度改革，全面强化人才团队建设，将分配向业务一线倾斜，向业务人才倾斜。人才编制方面，阜南县给县域医共体很大的自由度，全面实施人才编制备案制管理方式，按照自主招聘、待遇从优原则，引进具有出色业务能力的高层次学科带头人，构建基层医疗卫生机构的人才编制周转池，根据"总量限定、动态调整、周转使用、人编捆绑、人走编收"原则，更加灵活地使用人才、调配人才。

阜南县县域医疗服务共同体绩效考核的部分指标（节选）

考核指标	考核方式
随访率	按国家基本公共卫生服务规范计算
签约服务包完成情况	信息系统统计
政策宣传及公示情况	现场查看，查阅资料
转诊绿色通道建设情况	现场查看，查阅资料
业务培训组织落实情况	现场查看，查阅资料
疾病临床路径制定情况	现场查看，查阅资料
医疗质量管理情况	督导考核查看
规范诊疗情况	督导考核查看
"三素一汤"使用率	信息系统统计

资料来源：节选自阜南医改的相关文件资料。

（四）细化绩效考核机制，全面发挥制度激励

良好的绩效考核机制及其关联的收入分配体制，对于正确发挥医疗卫生体制中的激励导向有着至关重要的作用。如阜南县域医疗卫生体制改革，涉及的基层卫生主体如此庞杂，面对的服务对象诉求更加多元，其县域医共体内部和外部的绩效考核难度是空前的。从实践来看，阜南县建立了一套充分正向激发各方的积极性和主观能动性的考核和分配机

制，在调动县域医共体内外相关主体的活力方面已经发挥了巨大的作用。

1. 县域医共体各级医疗卫生机构之间的考核与分配机制

在县域医共体运行中，首先面对的就是内部各个医疗卫生机构成员之间以健康管理绩效为导向的考核难题。阜南县域医共体从实践中摸索出一套注重健康管理战略目标达成、精细化运行的绩效考核机制，以此作为实施绩效分配的根本尺度，取得了"群众得实惠、医生有激情、医院见效益"的效果。县域医共体在内部考核与分配时，按照依法治国原则，贯彻依法治院，在集合各方意见的基础上，科学、合理制定相关绩效考核指标、质量管理和评价依据及标准，既注重对医疗服务结果的考核，又注重对医疗服务过程的监控与质量观测，在涉及业务流程的每个节点，实现节点控制，及时记录每个环节的运行情况，更加突出重点学科、重点科室、重点管理部门的考核过程和结果，从提升健康和医疗服务质量、强化成本费用控制、减轻人民群众负担、优化资源配置等各个方面精准考核，发挥这些重点考核领域和指标体系的导向功能，实行县域医共体内的绩效排名和兑现奖励。

在县域医共体内的考核与分配中，重点激励各级医疗卫生机构采取措施将患者留在医共体内，降低向其他县域医共体外流程度，同时，通过各个成员单位的费用控制措施，更好地确保总额资金实现结余。重点主要包括以下几方面。

第一，更好地激励成员医院收治患者，减少向县域医共体之外流动。在县域医共体各个成员机构中，往往各个科室的业务骨干在诊疗服务中的积极性和主观能动性成为决定患者是否流出医共体的关键因素，所以，科室业务骨干的稳定性决定了这个目标的实现程度。这个方面，在绩效考核和分配时，必须要拉开业务骨干和科室其他员工之间的收入差距档次，不仅保证了病人留在医共体内部，同时还能发挥激励员工提升技术能力的效果。在现实操作中，按照县域医共体的相关文件依据，在员工薪酬设计时，采取混合型年薪制薪酬考核分配模式，主要由基本薪酬、绩效薪酬和重点工作奖励薪酬三部分构成，其中的结构占比为：基本薪酬占比40%，在县域医共体实行月度考核后进行兑现；绩效薪酬占比也是40%，县域医共体在年终综合绩效考核结果出来后，在年底集中兑现；重点工作奖励薪酬是县域医共体针对业务人员开展诊疗服务、收治患者时的服务业务总量和结构情况进行的奖励，也是在年底综合考核后集中兑现。在实行混合型年薪制薪酬考核分配模式后，对具有高人力资本存量，开展诊疗业务精通技术、经验丰富、高诊疗风险岗位以及工作强度高的骨干业务人员更加具有激励作用。经过这些制度设计之后，各个科室的业务骨干员工的薪酬总量可以达到其他员工的两三倍以上，达到了适当拉开差距、充分激励的作用，业务骨干稳定了，患者群体就得以稳定，医院病人的收治才能有可持续后劲。

第二，激励县域医共体采取各类举措在充分诊疗基础上，最大限度实现总额资金的年终结余。县域医共体在年度运行后，会按照绩效考核指标对各个成员机构兑现对象考核奖励，资金来源就是年度结余资金，以激励县域医共体完成既定的年度业务考核指标和管理目标指标，奖励主要用于针对各个成员机构员工的绩效奖励和医院相关运营支出。比如，阜南县2016年某县域医共体在核算年度资金结余之后，对各个成员医疗机构之间进行结算，将结余资金的一定比例分配给乡镇卫生院和村卫生室。就乡镇卫生院来说，将本级结余资金按照一定比例用于奖励村卫生室，按季度发放给所有管理人员和双向转诊服务人员，作为绩效工资的一部分，以及用于医疗事业发展基金。县级牵头医院和医共体乡镇卫生院将本级结余资金的一定比例用于分配给村卫生室，村卫生室将这部分分配资金与自身结余资金汇总后，拿出其中一定比例的资金，根据其服务的人口数量按人头兑现，剩余部分则根据公共卫生考核、签约居民数量以及相关健康绩效指标分出档次进行分配。

第三，鼓励医院业务骨干下沉基层医疗卫生机构的激励措施。为了更好地引导县域医共体内县级医院的医疗业务骨干下沉到乡镇卫生院和村卫生室，更好地服务于基层人民群众，特建立相关激励引导制度体系。在职称评定、医疗服务信用档案、绩效考核和分配方面均制定了与下沉相关的激励机制。比如，在业务人员评定职称时，必须要到基层机构下沉服务半年以上，以此作为前置条件。下沉期间，医务人员按照基层规定实施出勤考核，基层医疗卫生机构对其下沉期间的出勤情况实施考核，如果查实没有完成既定任务，那么举证后就会进入该医务人员从业信用档案。在绩效考核和分配时，采取措施向下沉医务人员倾斜，下沉期间，确保绩效考核合格前提下，下沉人员在本院绩效待遇不低于科室平均绩效、不低于上年度平均绩效，并允许其参与卫生院绩效分配获得基层医疗服务收入。即使医务人员已经完成下沉规定任务和时间，也鼓励他们主动下沉基层，医务人员参与基层会诊或定期坐诊的，县级医院将乡镇的补助收入按不低于50％的服务性收入直接计入医务人员绩效。

第四，鼓励医务人员更好地开展双向转诊活动，更好地实现费用控制、提高分级诊疗效率的目标。在构建激励制度过程中，必须对转诊指标进行有效控制。根据县级牵头医院在收治特定病种时，如果属于"50＋N"中的50种疾病范围，规定下转率必须达到一定水平，如果未达到，那么将扣减该病种的医保基金支付额度。如果疾病属于"100＋N"中的100种疾病范围，且下转率达到一定标准，那么对下转科室和相关医务人员实施奖励；对县级牵头医院收治结构实施引导、控制，如果县级医院收支"50＋N"中的50种疾病范围的占比没有降至一定水平，也会扣减相关医保基金支付额度；此外，在医保支付方面进行差别激励，以鼓励县级牵头医院下转给乡镇卫生院，对患者从上级牵头医院有效转诊至下级乡镇单位的，减免下级住院起付线，在上级牵头医院检查的，参照下级住院补偿比例纳入报销范围，对于上级牵头医院开具长期慢性病处方在下级医院就诊的，经签约并核实后进一步提高门诊慢病补偿比例。

第五，建立健康管理绩效指标考核激励，激励医疗卫生机构更好地做好健康管理服务工作。在健康管理绩效指标设置方面，采取便于计量、考核的短期指标体系，比如，辖区管理人口住院率、门诊与住院之间转化率、重点人群住院率、人均费用支出等，综合考核县域医共体在健康管理方面的绩效结果，对县域医共体和省内同级医共体的相关指标体系进行比对，并与医保基金总额包干制度相结合，兑现绩效奖励。

第六，激励县域医共体各成员单位在满足诊疗绩效要求前提下更好地实施费用控制，产生年终结余。在医保基金总额包干制度激励下，县域医共体的资金结余和诊疗效果的双重考量，是衡量县域医共体开展健康管理服务效果的重要指标。在医保基金政策稳定的前提下，这个指标的绩效主要取决于实际发生的医疗费用支出。为了更好地对此实施控制，县域医共体一方面采取措施控制每次诊疗的费用支出标准。针对县级医院"100＋N"中的100种疾病范围以及乡镇卫生院"50＋N"中的50种疾病范围制定每次费用支出标准和药品、耗材、检查检验等三费支出标准。在诊疗过程中，超出每次费用控制标准一定比例时，会将超支部分在绩效考核时进行相应惩罚。另一方面，对住院人数增长进行有效控制，特别对门诊向住院的转化率设置一定控制标准。对偏离较大的乡镇卫生院，在考核时实施相应的惩罚措施。此外，还要激励各级医疗卫生机构推动临床路径下的按病种付费机制，对实施慢病人群费用水平评价以及开展处方点评和通报排名，均按照相应绩效考核结果兑现奖惩。

2. 县域医共体各级医疗卫生机构内部的考核与分配机制

改革后，医疗卫生体制发生根本改变，以前的那套绩效考核和分配办法已经难以适应新体制的运行，必须要建立一套新考核分配机制，更好地激励医疗卫生机构和医务人员提升健康管理质量，加强费用支出控制，能看病、看好病，注重自身业务能力的强化。除了对县域医共体各级医疗卫生机构的绩效进行考核，还要对每个医疗卫生机构内部的健康管理绩效实施考核、分配。

第一，县域医共体内部预算指标的设定和管理。在实行医保支出总额预算包干制度之后，县域医共体首先要做的工作就是将预算总额指标分解到医疗卫生机构以及其内部的各个科室。县域医共体会根据本年度内的实际情况和医疗保险资金的变化情况，通过集体决策程序，科学、合理制定各个成员机构以及各个科室的预算管理指标，并对各个科室的年度医疗服务目标进行确定，包括年度科室费用支出指标、向上向下转诊的比例、向县外转诊的比例、诊疗服务的质量管理指标等。在制定各个科室的预算管理指标时，要向重点科室和重点学科倾斜，比如，某乡镇卫生院上一年度医疗费用总额实际发生为 600 万元，内科总费用为 300 万元，外科总费用为 50 万元，妇产科总费用为 10 万元。按照县域医共体的考核导向，乡镇卫生院将外科和妇产科作为重点发展方向，那么本年外科的预算费用总额提高至 80 万元，妇产科提高至 50 万元，而内科降至 230 万元。此外，在医疗费用总额中，对工资总额进行核定，要根据上一年度医疗卫生机构的人员费用总额和结构以及支出所占比重，来确定本年的工资总额，其占医疗费用的比重不能低于 40%，根据往年各个科室及相关岗位的绩效分配占比，来确定本年的绩效分配占比水平。

第二，在体制运行过程中，医疗卫生机构努力降低运行成本，同时提高医务人员支出占比，更好地提升待遇水平，县域医共体各成员机构内医务人员工资薪酬分成院内和院外（即为县域医共体提供服务）两个部分。院工资薪酬主要是对医务人员在本院内开展医疗服务的数量、质量和效率，使用临床路径和按病种付费的情况、患者满意度评价，医保费用支出控制情况等方面进行考核兑现的绩效分配；院外工资薪酬主要是对医务人员在县域医共体内开展的双向转诊、向县外转诊、乡镇驻点、公共卫生的情况进行考核兑现的绩效分配。

第三，对医疗卫生机构内按照工作岗位进行考核，适当拉开不同岗位的绩效分配差距，更好地体现医疗服务业务能力和水平的差别性。对医疗卫生机构内部的工作岗位实施总量控制，将专业技术岗位占全部工作岗位的最低比例设定为 85%，医药类专业技术岗位最低比例为 80%。对各个科室按照专业技术性质进行分类，实行分类、分级考核，对不同岗位设定差异化系数，对同一岗位也要按照不同技术风险来确定相应的工资薪酬标准，真正实现有业务能力的人更加有干劲、收入更高。此外，阜南县还在强化县域医共体人才配置方面下放自主权，自主选聘、自主使用。

第四，全面切断开药、检查与医院、医务人员之间的挂钩关系，转变为医务人员承担医疗服务的数量和质量相关联的工资薪酬关系，引导业务骨干人员下沉到基层医疗卫生机构，服务于广大社区、农村人民群众。通过县域医共体内部的考核和分配制度改革，全面切断医院和各个科室收入与医务人员绩效考核之间的挂钩关系，切断医务人员收入与药品、耗材、处方和检验检查之间的挂钩关系。更好地通过年终结余提成分配、疾病收治病种和居民健康相关指标来体现医疗服务绩效并进行相应绩效分配。

四、建立健全医改协调机制，提升集成统筹改革效能

医疗卫生体制改革是涵盖各个部门、各个系统的浩大工程，不仅牵扯到医疗卫生体制自身的制度体系，更重要的是牵扯到整个社会资源配置的格局重构，牵扯到财政、医保基金、卫生健康、民政、人社等各个领域、各个部门，牵扯到广大人民群众的切身利益，涉及的利益主体复杂多元化。从阜南县推进县域医改经验来看，更好地推动协调各方，整合各方资源、形成合力，特别是构建一个医改协调机制，发挥政府在医改中的责任主体作用，激发各方支持医改的活力能力，提升改革过程中的集成统筹效能，成为医疗卫生体制改革中的重要问题。

（一）医改自发协调不畅，理顺各方关系势在必行

在阜南县开展全面医疗卫生体制改革之前，由于缺乏有效的机制设计和激励相容模式，仅凭各个部门自发协调，困难重重，难以取得根本性改革成效。主要表现在以下方面：一是各级医疗机构和医疗保险基金管理机构协调不畅。在社会各项制度中，医保制度在支撑社会成员互帮互助、救急救困、扶弱帮贫方面发挥了支柱作用，然而，从医保管理与

医疗机构的协调来看，医疗机构往往认为它们与医保管理机构之间缺乏平等关系，对于一些管理事项，往往由医保单方面说了算。在医保基金管理方面，通常采取定额支付的管理方式，往往一刀切，没有根据不同群体的具体情况实行差异化管理。此外，在医保管理机构开展针对医疗机构诊疗行为和医保支付的监督检查时，往往标准不一，有较大的不确定性。二是在开展分级诊疗过程中，与县域医共体内各级医院存在协调问题。从当前的转诊制度实施情况来看，往往存在向上转容易、向下转困难的局面，相当一部分基层医疗卫生机构能够及时将患者上转至上级医院，然而，在大医院得到治疗的患者在后期康复和例行性治疗过程中很少再下转给基层医疗卫生机构。分级诊疗是一个非常好的解决医疗卫生资源纵向不平衡的制度设计，但是这个结构性问题的存在，严重影响基层医疗卫生机构的积极性。在实施转诊时，不同层级之间的医疗卫生机构往往缺乏科学、细致的可操作标准，信息不对称问题非常突出。所以说，要激发各方主体对于双向转诊制度的积极性，必须要在收益共享方面实施突破。三是即使还有些地方推动建立了医共体，然而由于内部各成员单位的相关运行机制不到位，严重制约了其运行效率。特别是在县级医院和乡镇卫生院等不同独立法人开展诊疗业务时，其根本目标往往不一致，各自有各自的"算盘"，存在"零和博弈"思维。如果没有根本性制度变革，恐怕在运行过程中的制度协调成本会变高，甚至会让人民群众在选择医共体成员单位时显得无所适从。特别是缺乏统一的绩效考核制度激励，上级医院的医生下基层往往存在一些应付思想，而不是切实到基层去解决人民群众面临的健康管理问题。而且，医保基金支付在医共体运行中的支持能力不足，特别是诊疗费用的结算报销补偿方面。四是卫生健康行政主管部门和各个医疗卫生机构之间的关系也需要理顺。这个方面主要体现在两者之间的关系边界，往往各级医院的主管单位就是卫生行政部门，如何摆正后者与医院的关系，更好地当好裁判员，也是很多地区面临的突出问题。五是各个部门之间的协调难度大，管理、资金、技术无法形成合力。各个部门各管一摊，资金分散、管理分散、技术分散，在对医疗卫生体制监管时，往往更多考虑自己本部门监管的便利，对协同监管考虑较少，甚至有时候还出现监管背离的问题。上述问题的存在，都不同程度上影响了县域医疗卫生体制改革的效果，如果不进行根本的制度变革，恐怕整个改革进程仍然较为缓慢。

（二）党委政府统筹引领推动，塑造系统全面改革能力

阜南县对传统医疗卫生体制改革协调机制中的问题进行精准定位，攻坚克难，改革传统改革单纯由部门推动的现状，由阜南县委担当总指挥，由县政府统筹推动，打通各个领域的关键节点，树立成功的改革路径。

要实现医疗卫生组织结构和职能的协调。在阜南县推进县域改革过程中，县域医共体是承载制度变革的核心组织形态，几乎所有的以健康管理为导向的制度运行、管理和协调工作都由县域医共体完成。因此，阜南县成立县域医共体工作领导小组作为领导和推动县域医共体运行的核心机构。这个小组实行县委书记和县长的双组长制，对县域医共体运行中涉及资金、人事、制度、政策等重大事项，集中统一领导，为改革扫除障碍，降低制度运行的交易成本。这个小组集合了阜南县几乎所有与医改相关的部门，各部门围绕医改目标承担各自责任、依法行使职能、构建信息共享体制，推动县域医共体各项政策和制度落地。在这个小组之下，还在县域医共体中成立了理事会，成为县域医共体的最高决策机构，承担涉及医共体发展和改革的方向性事项。其次实现医改过程中各方主体目标的协调统一。人民群众的健康水平是深化县域医改的根本目标，所有的行政运行、财政资金安排、人事编制、医保管理、医共体内的制度运行、服务措施、宣传教育都以健康水平为根本导向。这方面阜南县创造了很多制度创新，包括医保支付方式变革，引导社会资源流入基层医疗卫生机构，以健康导向的绩效考核和分配体系等，都是人民的实践创造，也是党委政府全力推动建立医改协调机制的必然结果。最后实现资金和人才的协调、调度，让人和资金的配置与健康导向相适应。

阜南县制定《阜南县医疗卫生"十三五"规划》《阜南县医疗资源三年发展规划》，以规划为手段凝聚人才和资金，集合各方资金、人才，形成合力，激活县乡村三级医疗卫生机构之间的利益共享链条，建立起风险分担机制、自我控费机制和高效低耗机制，等等。

总之，高效率、全方位的医改协调机制对于推动县域医疗卫生体制改革发挥了核心作用，对未来深化医疗卫生体制改革，将继续发挥医改协调机制在引领改革中的作用，继续在激发医疗卫生机构的活力、优化健康导向的医保支付制度，建立合理的医疗服务价格体系，构建医疗卫生的社会普遍服务体系，构建发挥公平效应等方面再夯实、再突破。

五、公平竞争合作推动医改，发挥健康产业市场活力

医疗卫生体制是一个特殊领域，在医疗卫生体制改革中，明晰政府和市场的关系，各自正确发挥积极性，正确寻找医疗卫生主场主体发挥作用的空间，体现了供给侧结构性改革的重要内涵，并由此培育有序的健康产业。中共中央、国务院印发《"健康中国2030"规划纲要》明确指出："健康产业规模显著扩大。建立起体系完整、结构优化的健康产业体系，形成一批具有较强创新能力和国际竞争力的大型企业，成为国民经济支柱性产业。"可见，中央对健康经济和健康产业的发展已经提出了非常高的要求，健康产业发展已经成为经济增长的重要动能。国务院印发的《"十三五"卫生与健康规划》，专门有一部分提到健康产业发展，明确指出："加快健康产业发展""大力发展社会办医""积极发展健康服务新业态""加快发展商业健康保险""创新发展药品、医疗器械等产业"，等等。党中央和国务院陆续发布了一些文件，指导健康产业发展，这实际上反映了新时代人民群众的巨大需求，将为健康产业提供巨大的发展机遇。国家这一系列的政策举动在为社会资本进入健康产业和市场带来

机遇、保障的同时，也深远影响着我国健康产业市场的格局。面对新的、前所未有的大卫生、全生命周期健康理念的新形势，怎样始终坚持以人民群众健康为根本着眼点，将健康融入所有政策，强力、有效地推动供给侧结构性改革，加快开拓和培育医疗市场，不仅对我国健康产业的发展起着举足轻重的作用，同时也关系我国健康梦和中国梦的实现。

（一）缺乏良性竞争合作机制，加剧健康领域发展失调

在 2015 年阜南县医疗卫生体制全面改革以前，虽然全县健康产业有了长足进步，但总体来看，仍然处于低水平竞争层面，民营资本虽然进入医疗卫生行业，但是规模偏小，水平偏低，家族式医院偏多，竞争力处于较低水平。竞争和合作是辩证统一的，在医疗卫生体制改革目标一致的情况下，医疗系统各个主体间需要合作来携手共进，同时也更需要竞争来推动改革深化，由此形成竞争合作机制。而竞争合作机制的缺失，就容易加剧健康产业发展的失调。从健康领域内容来看，包括医疗领域和非医疗领域，当前的问题主要体现在以下几方面：一是医院和医院之间的竞争不同程度导致医院职能趋同化，无法凸显特色化、专业化。随着经济社会快速发展，医疗卫生机构的数量越来越多、规模越来越大，然而，从各个医院的功能定位来看，大家都倾向上马全科医院，科室细分，新建基础设施和新增设备越来越先进，医生的学历水平不断提高。然而，医院的特色和专业化能力正在趋于下降，重点学科和重点专科在医院发展规划中不突出，形成了所谓样样皆通但不突出的态势。而且医院在发展科室时，在"以药养医、以耗养医、以检养医"的导向下，往往偏好发展那些病人多、带来收入高的专科领域。二是医务工作者队伍亟待加强，优质医疗服务人才匮乏，结构不合理。医疗卫生是一个高度专业化的领域，往往人才的数量和质量决定了医疗卫生机构的业务水平，人才的流向与发展环境、收入待遇、职业理想紧密相关。阜南县作为一个贫困县，从自然条件和财政实力方面无法与大中城市甚至同级县城相提并论。比如，改革前，阜南县中医院副高级专业人数不足 10 人，职工

中也有大量人员拥有本科学历，但是大多数都是在职进修取得，没有经过系统严格的学术训练，而且很多医院，特别是乡镇卫生院和村卫生室的人员结构趋于老化，专业团队建设亟待加强。三是医疗卫生资源的分布结构失衡问题较为突出。优质医疗卫生资源大部分集中在省、市和经济发达的县域地区，医疗资源的地域分布不均，大量病人向省、市和经济发达县流出。四是整个健康领域的发展结构失衡，医疗领域发展强，而非医疗领域发展弱，整个医养产业的市场活力严重不足，整个产业的职业化水平非常低。当前老龄化趋势不断加重之时，市场分工的专业化程度较低不利于解决老龄人口的生命健康问题。医养产业在逐渐崛起的过程中，产业规划跟不上产业发展的步伐，收入偏低导致人才短缺，致使医养产业服务难以形成标准化；竞争不足导致项目创新能力弱，无法匹配市场需求，市场化服务缺乏规模和深度细分。如照料行业发展不足的问题。在调研过程中发现，家中有一人生病，就会影响至少两个成年人的正常工作，严重影响市场效率。而且，在很多城市，即使以很高的价格也无法找到一个职业化水平非常高、信用水平较高的养老照料人员和婴幼儿托育人员。因此，未来整个健康领域的发展要更好地协调医疗和非医疗领域的结构，进一步完善相关竞争合作机制，实现培育良性创新型健康市场和健康产业体系的目的。

（二）完善健康产业市场体系，激发分工合作活力

健康产业和市场体系的发展囊括多个维度，不仅包含传统医疗领域，还包含非医疗领域、健康要素市场等，这些都需要在未来健康产业市场体系建设中，用更好的政策来引导，让整个市场更有分工合作活力，提升社会化程度和分工水平。

1. 传统医疗卫生市场培育和发展

对传统医疗卫生市场的培育和发展，关键是要处理好规范医疗卫生市场和激发医疗卫生机构活力的关系，政府以及相关主管部门创新监管审批机制，按照"非禁即入"理念，对影响机构活力的事前审批

事项和环节进行全面规范、清理，采取措施，适当鼓励社会资本进入中医类专科医疗卫生机构以及提供中医药服务的诊所，在事前审批方面要更好地优化审批事项，减少审批时滞。注重事中和事后监管，运用信用方式更好优化监管。对医院内部的诊疗业务，也要区分不同环节、不同科室，对社会资本进行审核后准入。比如，设备租赁、人才培训、数字技术等领域，在不影响诊疗核心业务的前提下，审慎、渐进进行创新监管方式。此外，主管部门在制定医疗卫生发展规划、机构发展规划时，要着重考虑将社会资本与现有规划有机结合。同时，加强针对社会资本的信用监管，一旦查实有违反监管规则的事项，立刻取消准入资格，并进行最严格的惩罚。在疫情期间，各个领域都在探索在线审批、在线注册，创新审批方式，对医疗卫生服务领域，也可以采取电子注册制度，更好地利用数字技术，以部门间数据共享、协同为基础，提升监管效率。

阜南县在改革中还建立医生多点执业制度，全面激活人才要素的活力。对县域医共体内县级牵头医院符合一定资格的医师，准予在乡镇卫生院和社区医疗卫生服务中心开展多点执业，更好地发挥传、帮、带作用，帮助执业单位培养业务骨干人员。在多点执业准入资格设计时，高标准、严要求，对申请医师的资格强化审查门槛，实行非常严格的事前审批制度，主要是对申请人的执业能力进行综合判断。还要鼓励培育医疗卫生联合体发展，更好地当好群众家门口的健康守护者。鼓励有条件的社会力量（比如退休医生）开办全科诊所，搭建全科医生团队，更好地与大医院形成协作关系，在社区、农村开展健康管理签约、健康顾问、营养健康安全等业务活动。政府在实施监管时，可以适当将其纳入医共体视同村级机构进行管理，纳入医保支付、健康绩效考核体系。此外，还要强化医疗卫生专业人才培养。政府主管部门协同做好资质准入、职称认定、继续教育、技术培训、见习实习等方面的工作，在薪酬评定、职称方面创造更多的空间，创造更多的人才交流、轮训进修机会。

2. 非医疗领域的产业和市场发展

健康经济发展不仅包含医疗领域，更体现在非医疗领域。随着整个社会健康发展的目标导向发生重大变化，产业结构也会随之变化，非医疗产业在整个健康经济发展中的比重会逐渐提高。

所有的产业发展往往都是伴随着解决人民群众面临的痛点和瓶颈而逐渐发展起来的，从当前来看非医疗领域健康产业的发展有以下几个方面：首先是营养健康食品。按照全生命周期健康理念，人要降低得病概率必须要从摄入营养健康的食品开始，因此，这个产业发展将是非常广阔的前景。其次是健康养老行业。随着中国人口老龄化的进一步加剧，社会化养老和家庭养老相结合成为未来的发展趋势，推动养老产业发展，并与医疗卫生机构形成紧密的合作关系，也是未来必然趋势。甚至在养老产业布局时，医疗机构的设置成为产业发展的重要内容。两者协同开展业务，开通养老产业与医疗卫生机构的绿色通道，利用县域医共体的网点优势，为老龄人口做好慢性病管理、康复护理、日常照护、老年健康咨询、中医药保健等业务工作。再次是健康商业保险。在中国，当前医疗保险体系的短板就是医疗商业保险，但随着人民群众对健康理念的重视，伴随着医疗卫生体制改革不断深化，要更好地明确不同医疗保险工具之间的功能定位，更好地鼓励商业保险企业去发展健康保险，为人民群众在享受基本医保基础上提供更加贴近个人需求、更加个性化的险种。最后是其他健康服务业。随着市场分工的进一步细化，专业体检、数字监测、健康咨询、心理干预、营养咨询、体育运动等会快速发展。而且，随着职业化水平不断提高，一批新的产业、职业会崛起，会带动产生大量就业，现行教育体系必须要适应于产业结构的升级、变化，让产业发展起来，人民群众的职业能力也与之相适应不断提升。

（三）完善竞争合作机制，提升医疗卫生服务水平

在医疗体制改革中加入竞争合作机制是改革的一个经验，阜南县医疗卫生事业发展和医疗市场逐渐达到高竞争水平，取得了显著的进步，医院与医院之间通过组建"医共体""医联体"形成竞争合作机制，医生与医生之间通过以"以技养医"和灵活的用人机制形成了良性竞争，医疗卫生资源在改革顶层设计下得到了较好的均衡，医养产业通过创新竞争逐步实现多元化、时代化，将争取满足人民对美好生活向往的需求、拓宽市场之路走向富裕之路迈进。

一是继续支持医疗机构和公共卫生专业机构实现职能的统筹、衔接、合作。从系统论角度来看，公共卫生机构和医疗机构是密不可分的关系。从县域医疗卫生资源来看，有各级医院、疾病预防控制、卫生监督、妇幼保健、计划生育、中医专科医院、爱国卫生等多支专业力量，彼此之间的衔接对于更好地完成人民群众的健康管理目标有着非常大的帮助。阜南县着重从公共卫生机构和医疗机构之间的联防联控机制入手，力促两者职能融合。比如，在县域慢病防治中，阜南县推动建立贯穿疾病全过程、全周期的管理，其中县级医院和县疾病预防控制中心联合建立"糖尿病防治工作指导组""心脑血管防治工作指导组""肿瘤防治工作指导组"等慢性病防治工作队，相互协作来制定阜南县域慢性病防治规划。此外，阜南县将一些重大传染病的康复诊疗职责，比如艾滋病、肺结核等，交给医院或专科医院承担，由公共卫生机构对这些领域进行业务指导。二是构建医师之间的竞争合作机制，更好地提高诊疗效率。发挥人才竞争的"鲇鱼"效应，引进业务能力强的拔尖人才，推动竞争合作关系的形成。推动人事制度改革，让用人机制更加灵活，对一些重要科室重点岗位，采取竞争上岗、绩效考核等方式。在县域医共体内，鼓励县级牵头医院医师竞争乡镇卫生院院长或社区医疗卫生中心主任，实行任期目标责任制。期满考核不合格者，重新选聘。三是县域医疗机构之间的竞争合作机制。县域医共体之间形成了横向竞争合作关系，不对医保参保人员选择县域医共体的权利进行限制，更好地促进医共体之间提供良好的医疗卫生服务。但对县域医疗卫生机构现有的相关公用资源进行共享，比如相关检验检查、消毒、病历诊断、影像服务、血液净化等进行整合共享。同时，推动不同医疗机构诊疗质量的标准化体系，推动同级医疗机构互认彼此的检验检查结果。四是医疗保险之间形成竞争合作机制。阜南县正在探索将商业保险承办城乡居民基本医保管理的尝试，积极探索居民自行选择经办机构，形成医保经办机构之间的竞争合作关系。五是药品市场主体、中西医、医养产业之间的竞争合作关系。通过药品、耗材的公开透明采购程序，利用竞价规则来鼓励药品市场主体之间开展良性竞争，通过竞争降低药品和耗材价格，提升服务质量。强化县域医疗机构内的中医专科和科室设置，加大对中医相关硬件设施的投入，到2020年，所有乡镇卫生院、社区医疗卫生服务中心和70%的村卫生室应该具备与其功能相匹配的中医药服务体系。支持医养产业的竞争合作机制，创新竞争激发医疗康养产业新动能，扩张市场之路，从而走向富裕之路。医养产业涉及医疗系统中患者、医院、社会、政府、市场等主体，因此医养产业高效快速的发展需要每个主体积极有效地互动，建立良性竞争合作机制，实现医养产业生态链的和谐培育和发展。

第四章

培育全生命周期健康生态体系，
全面提升全民健康水平

　　全生命周期健康生态的本质是全生命周期健康与生产环境、全生命周期健康与生态环境、全生命周期健康与社会环境、全生命周期健康与生活保障、全生命周期健康与价值认知环境等关系的集合体。在资本创造社会财富的过程中，我们需要树立全生命周期健康观，全面考虑人与自然、社会的关系。通过实施健康促进战略，阜南县积极采取强有力的规划引导、经济有效的干预措施和适当的医疗卫生策略，努力创造发展生产环境、打造绿色生态环境，营造健康社会环境，培育健康生命环境，精准打造基于利益和供给布局的全生命周期健康产业链、基于居民福祉的全生命周期健康环境链、基于健康知情权的全生命周期健康信息链和基于社会共同健康需求的全生命周期健康价值链，多维度培育良好的全生命周期健康生态，从而全面提升人民群众全生命周期健康水平，这也是治本之策。全生命周期健康生态链旨在为人民群众提供全生命周期的卫生与健康服务，以深化医药卫生体制综合改革为生态培育基础，连接并优化各个健康服务体系：完善医疗卫生服务网络体系，加强生态环境治理，提高城乡公共卫生水平，加快发展全生命周期健康产业，推进养老服务信息化，健全儿童和未成年人权益保障体系；持续开展全民健康教育，倡导健康文明的工作生活方式，将全生命周期健康要素融入城市和农村地区发展规划，建立健康友好型基础设施，从源头建立营养健康食品安全体系，形成健康的生产生活环境。

一、布局生态健康体系，全力保障医改实施

全生命周期健康产业不只包含医疗卫生服务，还包含一切与健康相关的社会分工，包括：城市建设规划、生态环境保护、人居环境治理和食品安全监管等。全生命周期健康产业链主要由医疗卫生服务产品和要素的供求者共同构成，基于全生命周期健康的医疗市场产业链，打造医疗、保健、康复、健康咨询、健康保险以及相关服务的健康普遍服务体系。全生命周期健康产业链涵盖了政府、卫生主管部门、企业、医院、医生、患者、保险等多个方面，不仅包括为人民群众治病的医疗服务，还囊括非医疗服务产业，涉及第一、二、三产业各个领域，包括健康基础设施投资、健康食品、医养融合产业、健康金融和保险业、康复保健业、心理干预、社会健康顾问、中医药相关行业等多元领域，其根本目的是让人民群众转换到更加健康的生活方式，通过市场分工来激发产业发展活力，在产业发展中融入全周期的健康生态概念。受到经济发展基础、产业发展特点以及地理环境等诸多因素的制约和影响，阜南县的生态健康产业链条仍然存在较多的薄弱环节，特别是市场发展空间不足，产业布局不合理，配套服务跟不上等现状和问题。近年来，阜南县各个政府部门、企业（包括医院、医药、保险等）和其他产业链上的主体节点，创新工作方法，探索医疗财政支出改革路径，走出了一条特色医改之路，搭建了具备新的产业基础、新的产业形态、新的发展环境和新的产业布局"四新"的全生命周期健康产业链。基于全生命周期健康理念打造健康阜南，培育并不断拓展市场空间，进一步完善了市场体系，构建了数字社会下的基于智慧医疗全生命周期健康产业链。

（一）夯实全生命周期健康基础，培育健康生态产业体系

从医疗卫生体制的深刻内涵和外延来看，改革绝对不是仅"就医论医""就药论药"，它必须对事关人民群众美好生活的生态结构进行优化，调整全面实现人、产业、生态要素"三元互动"，并促进三者有机融合，"改在生态、利在健康"。我们要以生态健康为根本导向，对农业改革和医疗卫生体制改革进行联动，只有让广大人民群众吃上生态良好、营养健康的食品，满足健康所需要的各类物质要素，才会从根本上强身健体。习近平总书记指出："要把推进农业供给侧改革、提高农业效益和竞争力，作为当前和今后一个时期农业政策改革和完善的主要方向。"从这个角度来看，农业改革和医疗卫生体制都是供给侧结构性改革的重要方面。

从当前生态健康安全的形势来看是不容乐观的，"病从口入"的问题必须得到彻底解决。在过去相当长的时间内，部分地区只重视粮食或食品数量，对营养健康质量问题没有高度重视，特别是农业生产过度使用化肥、农药，不仅对长期地力带来负面影响，更为重要的是大量的农药残留，对人民群众的健康带来严重威胁。早在 2004 年 10 月，在中国环境与发展国际合作委员会 2004 年年会上，时任全国人大环资委原主任委员曲格平明确指出："我国过量使用化肥和农药已到极限，应该尽快进行相关的环境立法，尤其是我国还没有管理有毒化学品的法律、法规。"[①]

据某媒体数据："东北黑土层厚度已由开垦初期的 80—100 厘米下降到 20—30 厘米，黑土区耕地土壤有机质平均含量 26.7 克/公斤，与 30 年前相比减少了 12 克/公斤，降幅高达 31%；华北平原耕层厚度 15—19 厘米，比适宜的 22 厘米浅 3—7 厘米；南方土壤酸化、西北盐渍化问题依然突出。"此外，农业部测土配方施肥数据显示，南方 14 省（区、市）土壤 pH 值小于 6.5 的比例由 30 年前的 52% 扩大到 65%，土壤 pH 值小于

---

① 《有关专家指出：我国过量使用化肥和农药已到极限》，中国科学院网站，http：//www.cas.cn/xw/kjsm/gndt/200411/t20041101 _999717.shtml.

5.5 的比例由 20％扩大到 40％，土壤 pH 值小于 4.5 的比例由 1％扩大到 4％。西北地区耕地盐渍化面积 3 亿亩，占全国的 60％。① 之所以出现这些问题，一定程度上与我国当前的传统农业生产方式有关，由于农业生产分工化、规模化、技术化不足，导致农户们竞相使用农药、化肥，而且这种生产方式，政府也无法实行有效集中监管，如果农产品的源头出了健康问题，那么必然会影响到后面的产业链的一系列环节。当前很多威胁健康的疾病与人民群众摄入非营养健康食品有着紧密关系。我们已经注意到这个问题，2019 年 8 月，国家卫生健康委、农业农村部、市场监管总局联合出台《食品安全国家标准　食品中农药最大残留限量》(GB　2763—2019,代替 GB　2763—2016 和 GB　2763.1—2018) 等 3 项食品安全国家标准，明确规定了食品中农药最大残留限量标准。从国际上来看，为了更好规范食品的营养健康，制定安全标准体系，联合国粮农组织和世界卫生组织已经成立国际食品法典委员会，专门为各国推动食品安全提供重要参考和依据。

从营养健康安全角度考虑农业生产布局，必须要打造适应于人民群众对农产品需求结构高端化、健康化升级的全新体系，建立以健康为导向的农产品消费模式，以健康安全为目标调整农业产业结构，优化产量结构，提升农产品品质结构，改变传统农业生产方式，发展非农产业，吸收更多农业劳动力，激励土地流转，推动农业生产的集约化、规模化、分工化、职业化，这才是解决食品安全的治本之策，从某种意义上来说，医疗卫生体制改革牵涉的领域非常广泛，从广义来看，还包括农业改革和医疗卫生体制改革的双重融合发展。图 4—1 是全生命周期生态链的基本架构，在"四位一体"的健康理念下，形成智慧医疗、多元生态、数字社会、各方主体 4 个基础层，分别代表产业发展、社会运行、各方共享的运行模块。

---

① 《我国耕地质量现状堪忧》，中国经济时报网站，http://lib. cet. com. cn/paper/szb_con/317293. html.

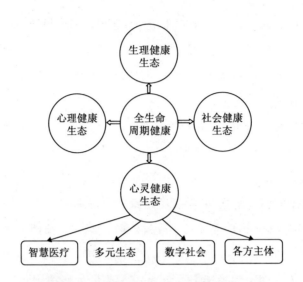

图4—1　全生命周期健康生态链的基本架构

（二）创新衍生生态形态范畴，拓宽社会生态发展空间

生态不仅体现在人与自然的关系，更体现在人与人的社会关系，有序的社会生态关系也是生态健康体系的有机组成部分。这个领域也可以成为重要的产业发展空间，塑造着新的产业形态。医疗体系卫生不仅要让人变得更加健康，还要努力促进让整个社会运行变得更加健康、有序，这也是对现有医疗卫生体制改革扩展的新领域，社会治理也是让社会变得更加健康的方法和方式。

通过强基层，以乡镇卫生院和村卫生室为基础建立网格化的社会治理运行体系，把整个治理中心前移，不仅实现了健康促进的功能目标，而且也能够让广大人民群众有了一个反映渠道，广开基层言路，群众不仅能够反映关于健康的想法和诉求，还能够反映其他领域的事项，实现医疗卫生网络体系的多元功能兼容。不仅能够有效管住人民群众的健康水平，还能够兼顾社会矛盾化解、公共安全隐患风险发现，甚至在此次新冠肺炎疫情监控中，由于这套网格化体系的有效作用，阜南县没有发现一例输入扩散型病例，在病例输入的第一时间就能够通过体制机制做到有效应对。在这套体系中，实现了专职和兼职相结合，让熟悉乡镇和农村、贴近人们的专业和兼职人才共同发挥作用，不仅发挥县域医共体内的县级医院人才的积极性，更好发挥乡镇和村卫生室人员在促进人民群众健康中的作用，发挥了网格员的功能作用，深入了解居民健康情况，开展日常指导和管理，及时对群众反馈的问题进行解答。此外，在促进社会有序运行过程中，利用传统人头管理和现代信息管理方法相结合，提升工作效率。充分运用基层医疗卫生机构的信息化系统，建立一套数据采集、挖掘、分析、判断的流程，更好地将人民群众的健康和其他相关信息及时上报。利用基层医疗卫生机构的网点优势，向广大农村地区人民群众宣讲现代生活理念，加强法治宣传教育，提升人民群众自觉保健康、综合治理的效能水平。而且，以健康为抓手，促进和谐家庭、和谐农村的建设。在以往的社会运行中，家庭矛盾的出现往往与各类家庭事务有关，特别是家庭人员生病带来的影响更大、更广泛。以健康管理为根本导向的医疗卫生体制从根本上消除了这种因素，打造了家门口的健康和谐文化，在潜移默化中逐步提升基层人民群众的文明素养和价值追求。在维护社会有序过程中，最大限度调动基层人员群众的积极性和主动性，想方设法地利用各类区域内医疗卫生资源，发挥专业优势，对重点群体、特殊群体进行及时干预。

从生态健康体系来看，大力支持培育医养融合市场，通过市场分工和产业发展的方法来促进社会运行有序、健康，拓宽社会生态发展空间，解决一个人生病、全家人都要停工的问题，推动医养产业的专业化、分工化、职业化、信息化发展，仍然是未来健康产业发展的趋势和方向。阜南县政府及相关主管部门在发展规划方面，将与健康有关的医疗卫生机构，比如老年医院、康复理疗机构、老年护理机构等与传统医疗卫生机构有着差异化经营内容的机构，及时纳入发展规划，为未来产业发展储备项目、人才和发展计划。运用职业教育手段，全面提升人民群众在健康管理方面的职业能力，提升康养产业的职业化水平，以满足人民需求为导向创造更多的就业机会。要看到，当前就业结构正在发生重大变化，随着技术进步，部分产业和行业的就业岗位被技术所替代。但同时，随着人们消费不断升级，健康服务需求更加多元化，比如在县域医共体运行过程中，围绕医生巡诊、坐诊、转诊以及康复治疗等诊疗过程，一些通过分工产生的就业岗位，比如医生助理整理文档、质量，健康绩效考核数据分析、健康表单审核等，这些岗位都是在医疗卫生体制创新的条件下新增的就业空间。此外，在养老照料领域，当前的供给侧结构仍然无法满足人民群众的需要，家庭养老仍然是广大人民群众所依赖的方式。广大人民群众并不是不想转向社会化养老，而是当前的供给体系难以满足需求。根据人民群众的痛点和产业发展的瓶颈来运用社会力量去解决，形成社会化服务体系，形成职业化、专业化的体系，是未来发展的趋势。对此，各级政府都应该顺应发展趋势，创新政府监管方式，对健康领域的新产业、新业态、新模式进行鼓励，按照"非禁即入"原则创新审批程序，鼓励新发展领域和传统医疗卫生机构形成互相衔接、协同发展的格局。此外，还要探索发展一些新领域，比如整合康复护理、临终护理、中医药养生保健、老年用具行业、婴幼儿托育、营养健康咨询等。

（三）塑造优质发展环境，促进全生命周期健康理念融合

全生命周期健康的良性发展格局形成离不开发展环境与健康理念的融合，如果说医疗主体的筹资市场和要素市场构成医疗卫生市场有效运作的内因，那么医疗市场的外部发展环境就是推动其发展的外因。外因和内因之间相互作用、相互促进。阜南县在推进医疗卫生体制改革时，将公共健康融入城市环境和城乡一体化规划，高标准布局、建设医疗卫生机构，高度重视"建成环境"对公共健康带来的影响。

在县域医共体规划方面，更好地优化城乡医疗卫生机构的规划布局，实现阜南县域全覆盖、合理布局、设施先进的医疗卫生服务网络，注重环境规划与网点设置之间的融合，从城市健康规划角度来看，医疗卫生资源整体分布一定要跟着人走，确保整个资源布局要与以人为代表的生

产要素布局相适应。从工业化进程来看，中国的工业化和城镇化率还会继续提升，大量的农村人口会到城里去，甚至可能未来很多自然村都会慢慢衰落下来，这种情况，医疗卫生资源的分布也要与之相适应。再者，在县域医共体内部的各个成员机构发展规划中，也要建立进一步分工、合作的机制，在实行新的医疗卫生体制下，医共体内的各个机构实现了检查互认的目标。事实上，为了提升医疗资源利用效率，各个机构甚至不需要自行购买一些检查设备，每个机构都需要的检查设备，可以按照人口规模来设立公用机构，独立于各个成员机构之外，与各个成员机构之间形成分工关系，可能会进一步提升医疗卫生资源的使用效率。此外，通过基于健康导向的规划战略实施，改变公众日常的非健康行为，在预防疾病的维度上拓宽实现健康中国的路径，通过健康城市和健康村镇建设，关键是建立与高质量发展目标相适应的一套基层人民群众的健康工作、生活体系，让人的生存发展走向现代化，能够更好地发挥政府在推进城乡一体化、现代化进程中的重要作用。当然，这不是一蹴而就的，需要慢慢实现。

（四）全生命周期健康理念融入，发展生态健康产业链集群

从人类社会发展规律来看，产业发展的动力在于人民的需求，人们在生产生活中遇到的难题和瓶颈，往往就是下一轮产业发展的重点和趋势。在以阜南县为代表的医疗卫生体制改革中，由于整个基本导向从诊断治疗转向健康、降低得病概率，产业发展领域必然也要与之相适应，经历一个较大的转变。要适应这种导向转变，将全生命周期的生态健康理念融入产业发展中，实现产业链条的延伸和价值提升，注重全面产业链的协同发展，打造生态健康产业链集群，形成一体化的产业链综合体，以生态健康为目标重构产业结构布局。

在传统医疗卫生体制下，一个值得思考的现象就是，很多地区都热衷于建设大医院，医院越来越大、病床越来越多。曾经有个案例引起了大家争议，2015 年，主流媒体曾经报道：郑州大学第一附属医院被称为

"全球最大医院"，拥有高达7000个病床位，公布了2014年营收情况，高达七十多亿元。[①] 这个案例非常具有代表性，从某种意义来看，这一定程度上代表了地区经济社会发展的成果，经济发展水平和财政收入规模上去了，必然要拿出一定比例用于支持医疗卫生事业发展，医院的硬件条件成为衡量医疗卫生事业发展的重要标尺，各个地区的医院规模扩大对于缓解供求关系，更好地为人们提供医疗卫生服务具有重要促进作用。即使到了县级医院，也能够享受一流的医疗卫生设备和窗明净几的治疗环境。但是也有专家从另外的角度来看这个问题，一方面，这种结果反映出医疗卫生资源配置的结构问题，即大量的资源集中在大医院，带来对省域内医疗费用、病人和资源的虹吸效应，也成为推动基层医疗卫生机构不断萎缩、业务能力不断下降的重要推动力。从更宏观的角度来看，这反映了现有医疗卫生领域社会资源的错配，即大量的社会资源用于医疗领域，对前端健康管理的资源投入必然会受到影响。药厂利润越来越高、耗材生产能力越来越大，这究竟是代表人民群众健康水平的上升还是下降？究竟是经济发展的成果越来越多还是越来越少？这些根本性的问题我们需要发问。当然，要看到随着改革开放的发展，我们国家的工业生产能力的确有了一个质的飞跃，我们能够快速生产物美价廉量大的医疗卫生产品，在新冠肺炎疫情发展的早期，我们也面临着口罩、防护服稀缺的问题，然而，这个问题在短时间内就得到了解决，这的确与中国工业生产能力有着巨大关系，不仅能够满足国内需要，而且还向世界数十个国家出口。

但是，根据调研发现，整个健康产业和资源配置的状况难以满足人民群众对健康领域的需求。以典型的养老领域和婴幼儿托育领域为例。中国的人口老龄化趋势正在加速凸显，翟振武等认为，"从中国老年人口高龄化（80岁及以上老年人口在60岁及以上老年人口中所占比例）程度

---

① 《郑州现"全球最大医院"并非好事》，人民网时政频道，http://politics.people.com.cn/n/2015/0603/c70731—27098623.html.

的变化情况来看，从 2015 年到 2050 年，全国 60 岁及以上老年人口中，60～79 岁的中、低龄老年人所占比重从 88.5％持续缩减至 76.8％，而 80 岁及以上高龄老年人所占比重则从 11.5％持续扩大至 23.2％。也就是说，到 21 世纪中叶，大约每 4 个中国老年人中就有近 1 个人年龄高达 80 岁及以上"。① 而在人口老龄化面临如此严峻的当前，整个养老照料行业发展仍然存在滞后问题：一方面，传统家庭养老的理念仍然根深蒂固。在课题组赴某城市社区调研时，遇到两位老人，在问及为什么不选择去养老机构养老时，他们回答：养老机构的照顾不如自己在家自由，虽然年事越来越高，但如果能够自己照顾自己，还是选择在家养老，这反映出相当一定比例老年人口的理念。另一方面，养老照料的职业看护人员非常稀缺，严重限制了养老照料行业的健康发展，养老照料绝对不是简单地照护老年人的生活起居，而是对职业看护人员有着特殊要求，特别是要懂老人、有爱心、有耐心、会沟通等，对从业人员提出了非常高的职业要求。然而当前的职业体系难以满足养老照料产业体系的发展是重要的短板。婴幼儿托育行业也是如此。随着二孩政策的全面放开，广大城乡家庭对这个行业的需求快速增加，然而，产业发展中出现了很多问题，提供婴幼儿照料的家庭服务公司管理不规范的问题非常突出，甚至对托育人员的门槛缺少把关或降低了门槛，导致服务人员在服务过程中出现了非常多的问题，甚至有些引发了法律纠纷。这个行业也存在职业化水平低的问题，有些职业人员只是接受了简单培训就上岗了，殊不知，这个行业对从业人员要求也是非常高的，起码要明白儿童心理、照料，具备一些基本卫生护理的业务能力。所以，一系列供给侧结构的问题，导致大城市育儿人员一人难求，即使付出很高的价格，都不一定能找到一个符合自己需求的人选。

综合以上分析，在建立生态健康产业链的过程中，我们要对当前

---

① 翟振武、陈佳鞠、李龙：《中国人口老龄化的大趋势、新特点及相应养老政策》，《山东大学学报（哲学社会科学版）》2016 年第 3 期。

的资源配置进行动态调整：一是要以生态健康为导向调整产业结构。提升对前端健康产业的资源投入，政府引导社会资本进入一些相关的行业领域，比如生态无公害农业、营养检测中心等。以此为基础来调节健康产品和产量的结构，使其区域、产业结构更加优化。二是还要发挥市场在资源配置中的决定性作用，走社会化、分工合作的路子。在阜南县产业发展过程中，全面培育养老服务品牌，养老健康服务产业链不断延伸，养老科技、养老地产、养老产品研发与装备等产业，成为县域养老经济和产业发展的新亮点。同时，大力发展健康体育休闲、健康旅游、中医药行业。三是顺应时代发展趋势，更好地利用数字技术，精准把握人民群众需求。把互联网因素融入产业链发展的各个环节和方面，围绕生态健康提升科技创新力度，开展科技攻关，多出一些符合人民需求的创新成果。四是政府正确发挥引导作用，特别是在基础设施投资方面，更好地夯实产业发展基础，激发市场活力。阜南县目前在一些健康产业发展领域正在加大投入，建设南湖公园、田集、王家坝文化生态养生度假旅游示范园区，朱寨、柴集、焦陂中医药旅游基地等中医药健康旅游示范基地。打造以拓展农业功能、传承农耕文化为核心，兼顾度假体验的休闲农庄、生态园。依托岗区、蒙洼水路资源优势，重点发展户外康体等运动休闲产业，规划打造滨河公园、南山公园等运动休闲产业带，建设一批体育主题公园、体育特色小镇、康养基地、户外山地车及长跑运动基地和城市体育服务综合体，都正在取得良好的效果。

二、全面实施生态环境治理，创造健康运行良好条件

生态环境建设对于人民群众保持健康、促进健康有着至关重要的影响，科学、合理把握生态环境的最优承载力，能够为医疗卫生体制创造

一个好的条件和基础。我国经历了 40 多年的高速增长，积累了非常严重的生态环境污染问题，对人民群众的健康带来严重威胁，也带来了医疗费用支出上升的问题。而且，生态环境污染往往会在一个非常长的时期内逐渐影响人们健康，我们必须要以高度的社会责任感和对人民群众健康高度负责的态度，全面实施生态环境治理，为居民健康管理创造一个良好的运行条件。

（一）生态环境显著影响健康，直接关系群众生命质量

生态环境情况是全生命周期健康的重要影响因素，生态环境治理也成为众多健康促进政策领域的重要方面。在 2000 年 9 月，联合国召开千年首脑会议，在这次会议上，全球各国领导人围绕当前人类社会发展的八个议题共同协商，达成了一致，并制定了一套在 2015 年实现的八个发展目标，其中第七项目标是"确保环境的可持续能力"，实现这个目标，要对生态环境进行政策干预，采取改善水环境、环境卫生，并使用清洁能源。由此可见，确保生态环境的可持续发展已经成为全球各国共同关注并积极努力完成的核心目标之一。我国《"健康中国 2030"规划纲要》第五篇专门对"建设健康环境"进行规划、部署，对开展爱国卫生运动、影响健康的环境问题治理、食品药品安全、公共安全体系做了全面系统阐述。

1. 自然环境恶化会增加人们患病概率并增加医疗费用负担

世界卫生组织（WTO）早在 2006 年出版了《通过健康的环境预防疾病——对疾病的环境负担的估计》，对生态环境因素带来的疾病负担进行了全面评估和量化测算，报告对环境带来的各类疾病影响作了深入详细的分析，能够让我们了解全球环境与健康之间的内在逻辑关系，这也印证了生态环境治理的重要性，能够切实地挽回大量劳动力损失和社会成本耗费。根据此报告结果显示：全球疾病成本费用负担的 24％和全部死亡原因的 23％归因于生态环境因素的恶化，而且环境因素对发展中国家导致的健康寿命损失是发达国家此类损失的 15 倍。

根据世界卫生组织（WTO）数据，全球因为不健康的工作或生活环境导致的死亡人数高达1260万人，其中由于空气污染引发的非传染性疾病死亡人数为820万人，其中与环境有关的前五种疾病分别是中风、心脏病、意外伤害、癌症与慢性呼吸道感染。在工业化进程不断提高的同时，大气、水、土壤、化学品、气候变化等生态环境领域的问题比较严重，对人们的健康带来严重的影响，引发高达上百种疾病。20世纪50年代在日本发生的震惊世界的"水俣病"事件，就是人类生态环境恶化对人类健康带来恶劣影响的最好例证。由此来看，涉及生态环境的各个层面的因素对健康影响都是十分显著的。

大气环境对健康的影响。洁净的空气是人们赖以生存的基本条件，生命体所需要的氧气和其他对身体有益的气体都是通过洁净空气获得。然而，城市环境中，由室内、室外空气污染（特别是化石燃料消耗）导致超过两百人过早死亡，其中发展中国家承担50％以上的疾病负担。为了更好地科学评估大气对健康的量化影响，世界卫生组织（WTO）制定了关于空气质量准则（AQGs），更好地为各国防治大气污染、保护健康提供参考依据。从国内来看，2019年6月，生态环境部发布《中国空气质量改善报告（2013—2018年）》，其中披露了西北某市的一些环境污染和医疗费用的关系数据，数据显示：2012年至2013年秋冬季，该市PM2.5浓度降低13％，与此同时，全市居民患呼吸疾病就诊病例减少25％，医疗费用下降52％。[①]

水环境对健康的影响。水的质量显著影响人的健康，清洁的饮用水能够避免产生很多疾病，包括被重金属或致病微生物污染水质带来的腹泻、中毒等疾病，血吸虫、登革热、疟疾等以水为传播媒介所导致的疾病等。获得安全清洁的饮用水已经成为维持人们生产和发展的一项基本权利。包含我国在内很多国家的经验表明，建立一套封闭的清洁自来水

[①]《雾霾对健康影响多大？生态环境部首次披露》，新京报网，http：//www.bjnews.com.cn/news/2019/06/05/587566.html.

系统能够大大降低因为水污染带来的健康成本支出。我们也看到，市场上关于净化水的产业发展已经如此之快，很多小型自净设备已经进入了普通家庭。此外，医疗机构的废水处理也要遵循一定的规章，否则一旦泄漏也会造成严重的污染事件。为此世界卫生组织（WTO）制定了《饮用水水质准则》，作为对全球防范饮用水安全风险的指导性建议。2015 年联合国儿童基金会和世界卫生组织曾经联合对 1990 年至 2015 年 25 年间全球环境卫生和饮用水的最新情况与联合国千年发展目标进行评估，结果显示：虽然在这 25 年间，在饮用水领域有了很大进展，高达 26 亿人的饮用水状况得到改善，而这个成绩还不够，特别是对于一些欠发达国家或地区[①]。

除了这两项最为常见的环境因素之外，土壤、化学品、电磁场及辐射、气候变化、与职业有关的环境卫生因素等都会影响人的健康状态，各个国家正在采取各种政策干预策略，更好地降低环境风险对健康带来的各种后果。

2. 社会环境因素也会增加医疗费用负担

我们通常关注的是环境变化对身体健康的影响，殊不知社会环境相关因素也会严重影响人的健康，特别是影响心理健康、社会健康和心灵健康等各个方面。关于社会环境问题，很早就有这方面的研究，比如关于社会经济状况（SES）与人群健康的关系，还有一些研究关注教育与健康水平的关系等。社会环境因素和健康的关系十分密切。对此，唐钧、李军曾经提出"健康社会化"的概念，他们认为，健康并非仅仅是指不生病，与健康相关的还涉及各种生理的、心理的和社会的因素。因此，在讨论健康问题时，就个人而言，我们要更多地关注人的行为特征和生活方式；就群体而言，则要关注人与整个社会大系统的互动。这样一个

---

①　详细资料参见：联合国儿童基金会和世界卫生组织 2015 年联合发布的《环境卫生与饮用水进展：2015 年最新情况与联合国千年发展目标评估》，世界卫生组织中文网站，https：//www. who. int/water＿sanitation＿health/monitoring/jmp－2015－key－facts/zh/.

过程，我们可以称为"健康社会化"①。

处于正常社会健康状态的个人，应该具有完全正常的心理特征，认知和情绪都处于非常积极的状态，能够对自己的行为实行实时调节，减少对外界干扰因素的自我影响。然而，中国当前的社会健康问题主要在于经济社会剧烈转型中的社会结构变化和观念碰撞带来的一系列问题。一方面，由于工作节奏日趋加快，很多人普遍处于高度的心理紧张状态，如果长期得不到疏导，可能会产生很多健康问题，比如大家讨论的抑郁症，就是一种典型的社会健康疾病。如果这些不健康状态不能及时得到干预，会产生非常严重的后果，甚至很多人会作出极端行为。另一方面，由于转型较为剧烈，整个社会群体在不断趋于分化，家庭结构在发生重大转变，传统的大家族在工业化和城镇化的影响下，逐渐裂变为家庭成员较少的小家庭，并且随着工作的迁徙离开了长期居住的区域。传统维系社会有序运行的纽带失去了，在新的环境下，有些人可能会难以适应这种状态的变化，一旦无法正确处理，可能会进入不健康状态。如果新的社会关系难以建立，社会网络无法带来强有力的作用，社会割裂，在健康方面势必产生重大负面影响②。而且，社会环境因素有时候会影响自然环境而影响健康，比如吸烟行为本身具有社会性，同时又带来空气污染，对吸烟者和被动吸烟者均带来健康上的影响，吸烟行为带来的不仅仅是自身健康水平下降和医疗费用支出，更是包含劳动力生产率下降、照料成本、产业发展转型困难等全口径成本。因此，我们需要关注社会健康在现实经济社会运行中的表现形式，在经济社会转型时期，更好地利用政策来推动社会有序运行，特别是针对一些特殊群体进行关爱，比如：失独家庭、阿尔茨海默病、刑满释放人员、戒毒人员、有过自杀倾

---

① 唐钧、李军：《健康社会学视角下的整体健康观和健康管理》，《中国社会科学》2019年第8期。

② 这个方面的案例非常多，比如在心理学界经常讨论到自杀问题，经常提到某些国家自杀率高的现象，通常的一个重要共识角度就是经济转型时期或者特殊经济时期下的心理孤立或孤独感，如果无法得到及时治疗或应对，少数人可能会以极端方式来对待。

向的人群、孤儿、老年人等。所以说，社会健康既是全生命周期健康的重要领域，也是社会治理范畴，让社会运行变得更加健康有序，是其中的共同目标。

简言之，人类社会长期发展起来的健康观念及其形成的伦理体系，应该从处理自身疾病的医学伦理转向更加广阔的生态健康伦理，它不仅要求自身生理心理达到运行有序的状态，更要求人与自然、人与人之间的关系也要实现有序、稳定、可持续发展。人们的生产生活方式都应该建立在自身系统之间、人与自然、人与人的和谐发展、和谐运行。这实际上对医疗卫生体制改革要求更高，全生命周期健康的理念正是能够囊括上述更加丰富的含义。无论是自然环境还是社会环境因素，都会影响整个社会成员的全周期、全方位健康，在确保人民群众健康的同时，不仅要对自然环境进行治理，还要从社会健康层面统筹施策，提出有序社会的一整套办法，让每个社会成员都更好地提高生命价值、生命质量。

（二）积极实施生态环境健康治理，有效提升人民群众生命质量

无论从理论还是实践来看，生态环境是推动医疗卫生体制良性运行的源头之一，是制约内部体制机制完善程度的核心要素。必须突出生态环境治理在保障医疗卫生体制改革中的特殊地位，从战略方向、规划引导、技术条件、具体操作等各个层面提出切实可行的改革路径和方向。针对当前生态环境领域出现的重大问题，以提升人民群众健康水平和生命质量水平为根本出发点，实施生态环境健康治理，建立以生态环境健康为核心的价值链条，实施以健康为导向的生态环境治理战略，成为推动医疗卫生体制改革和生态环境治理体制改革的融合抓手。

一是以现实问题和瓶颈为导向，构建生态环境治理规划体系，集中统筹思路、资源、制度、政策，形成合力。明确制约人民群众健康水平

提升的关键现实问题和瓶颈约束是生态环境治理的第一步，也是最重要的一步。体制改革要坚持问题导向，以今天体制机制存在的问题为出发点，从体制和政策上突破。二是生态环境影响健康风险的综合监测体系。我们必须要构建多元化、多领域的生态环境影响健康风险的监测体系，形成涵盖大气、水、土壤、化学品、电磁场及辐射、气候变化、与职业有关的环境卫生因素等各领域的监测指标体系数据库，获取监测大数据，运用数字技术对数据包含的信息进行挖掘、分析，让数据充分说话，让数据分析结果作为引导健康的重要工具。未来的重要工作之一就是制定监测规划、计划，定期或不定期开展监测工作，形成监测标准体系，针对重点人群、不同职业的环境暴露健康风险开展综合评估。三是开展生态环境影响健康风险的评估工作。对一些核心指标体系进行观察、总结，提炼规律，加快建立评估技术体系、评估标准，不同行业、不同区域的评估基准指南等可操作性文件，针对长期医疗费用支出和医保耗费偏高的病种，开展环境与疾病概率之间的内在规律研究，更好为各级政府精准施策提供依据。四是建立生态环境影响健康风险的信息公开披露制度。当前这个时代，数字技术的发展已经让信息不再单中心、单渠道，回应人民群众对生态环境健康的关切，将信息公开范围尽可能扩大到最大，用公开、透明作为提升公众信任度的重要方式，以更好地引导舆论，谋求社会公众的支持和理解。五是实施更加精准、差异化的生态环境健康治理制度。我国本身地域广阔，各个区域经济社会发展水平差距明显，在社会转型方面又是多元复合交织，沿海发达地区已经跨入工业社会的高度化阶段，而在一些农村地区还处于传统农业社会，整个文明转型进程和产业发展水平都有较大差别。涉及生态环境和健康问题方面，不仅和其他国家有着巨大差异，各个地区间的差异也非常明显，因此，我国的生态环境治理制度需要更加有针对性。美国、欧洲、日本等发达国家其生态环境健康问题往往表现在气候变化、重金属污染等领域，具有典型集中性；对一些仍然还没有发展起来的国家，生态环境健康问题往往是由于缺乏足够的基础设施导致的治理能力不足。而我国，空气污染、水污染所导致的健康问题可能是更加需要优先解决的事项，在这两项污染问题方面，空气污染带来的呼吸疾病问题，水污染和水资源缺乏导致的公众饮水安全问题，都是亟待解决的问题。六是强化科研创新投入、研究平台建设和全球合作。生态环境健康问题是全球共同面临的重大问题，具有普遍性，特别是一些重大生态问题，虽然发生在某个国家、某个区域，但是影响范围可能不限于这个国家、这个区域，比如重大生态灾难的处置、气候变化应对等，这些问题从根本上来看都属于帮助人类摆脱生存危机的问题，应该遵循人类命运共同体的理念去开展全球合作。治理效率很大程度上源于科技创新水平，我们需要建立更多的实验室、研究平台，培养更多的人才，加大生态治理健康的科研创新投入，对健康效益和经济效益方面开展深入研究，为围绕保障健康目标制定各项政策提供参考，以求在全球合作中弯道超车。七是发挥市场在资源配置中的决定性作用，将生态环境健康作为市场扩大、产业增长的新动能。产业发展的经验表明，往往今天经济社会运行中的痛点和瓶颈，会成为明天的产业增长点，克服传统体制机制中的瓶颈和障碍的过程就是潜在的增长点，应该更好地以促进社会分工合作为着眼点，通过市场主导、政府引导，将这个领域培育出分工更加细化的市场主体。加大生态环境健康产业投资力度，引入社会资本，激发市场活力。

2020 年 3 月，生态环境部发布了国家环境保护标准《生态环境健康风险评估技术指南总纲》，生态环境健康风险评估的技术标准有了重要突破，使得这项工作有据可依，为更好地开展生态环境健康风险评估提供了指导和遵循。图 4—2 是这个指南总纲中明确的生态环境健康风险评估程序。①

在生态环境治理的大背景下，阜南县在继续深化医疗卫生体制改革过程中，更好地将生态环境治理与提升人民群众全生命周期健康相结合，

---

① 《生态环境健康风险评估技术指南总纲》（HJ 1111—2020），生态环境部网站，http：//www. mee. gov. cn/ywgz/fgbz/bz/bzwb/other/qt/202003/t20200320 _ 769859. shtml.

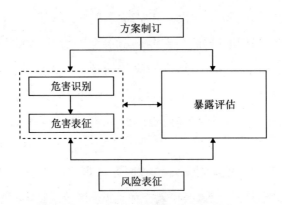

图4—2　生态环境健康风险评估程序

更好地分析区域内生态环境因素对健康的影响机制，将"优先保障公众健康"的理念深入贯彻生态环境治理的各个方面，推动生态环境与健康相关政策的建立，完善地方生态环境与健康标准体系，提高县域生态环境与健康科学研究以及管理能力，推动生态环境治理体制机制的创新和全面改革。如同在开展医疗卫生体制时的全民热情参与一样，生态环境治理要走人民路线，一切依靠人民，建立一套涵盖源头治理、综合治理的新模式。

（三）积极创新社会治理，提升社会健康水平

创新社会治理的过程就是了解人民群众需求，对其进行人文关怀、互动沟通的过程。事实上，阜南县在推动医疗卫生体制改革过程中，已经在践行着创新社会治理的实践。特别是通过县域医共体改革，从根本上改变了原来县域内医疗机构各自为政、松散的组织体系，变成紧密型的县域医共体，实行县级、乡镇、村级三级统筹调度、联动，遍布城乡的乡镇卫生院和村卫生室已然成为社会治理的支点，县域医共体内的基层医疗机构网络俨然就是一个规范化、统一化的社会治理网络，乡镇卫生院和村卫生室成为促进居民健康的"触角"，不仅实现了在家门口管好人们的健康，在这个网络上嫁接一些社会治理功能，整个运转效率更高，就像一个个社会治理的前哨，建立互通互联机制，全面激活整个社会治

理的触感神经，一旦乡、村发现治理风险线索，各级立刻响应，整个社会治理联动起来。人民群众有了贴心人，有了事可以有人倾诉、有人商量，自然会化解大量社会运行中的矛盾、堵点。

因此，未来深化社会治理体制改革过程中，应该将社会健康和社会有序运行作为县域社会治理的核心目标，精准抓牢人文社会环境要素与社会健康的相互影响关系，按照系统思维，将社会治理和医疗卫生体制运行融为一体，运用先进的数据技术，变被动为主动，在社会治理风险尚未显现之时，就精准定位、充分化解，从预防做起，从被动转向积极的生态环境健康和治理政策，从而避免或减轻后期许多生态环境领域的突发事件。系统思维还要表现在人民群众参与，要激发人们参与社会治理的积极性和主动性，给基层、社区更多的改革自主权，建立人民群众直接表达意见的程序和平台，特别是数字技术和平台的发展能够让低成本、及时、公开透明的意见表达成为可能。此外，要更好地关爱社区中的特殊群体，特别是一些工作、生活遭受重大变故或挫折的人群，要给他们寻找一个发泄情绪的通道，找到归属感，一旦发现有重大心理健康风险，及时应对、处置。

三、顺应技术变化趋势，建立健康生态制度体系

顺应当前技术进步变化趋势和经济社会发展的新格局、新变革，从全生命周期健康角度夯实健康生态制度体系，从衣食住行这些涉及人民切身健康利益的领域入手，更好地完善制度体系，彻底解决健康生态领域的痛点和瓶颈，践行以人民为中心的理念。

（一）运用先进技术，保证人民群众食品生态安全

现代农业体系本身就是生态友好型的农业体系，其根本功能在于满

足人民群众生存发展所需要的热量和各种营养物质，在营养健康安全的前提下，人民群众才能够坚持生产与消费协调、食品生产和营养需求协调，才能够适应人民群众对健康的需求。2013 年 12 月，习近平总书记在中央农村工作会议上指出，"能不能在食品安全上给人们一个满意的交代，是对我们执政能力的重大考验。食品安全源头在农产品，基础在农业，必须正本清源，首先把农产品质量抓好。要把农产品质量安全作为转变农业发展方式、加快现代农业建设的关键环节，用最严谨的标准、最严格的监管、最严厉的处罚、最严肃的问责，确保广大人民群众'舌尖上的安全'。我们必须要下大力气解决当前食品营养健康安全领域面临的诸多生态问题，坚持源头治理、系统治理、综合施策，从源头确保人民群众吃上生态安全的食品，合理膳食、提高健康水平"。早在 2014 年 11 月，第二届国际营养大会在意大利罗马召开，这为全球消除营养不良的国际协调迈出重要一步①。本次大会最终提出《营养问题罗马宣言》和《行动框架》两个成果，为全球解决营养问题提供了政策框架。

当前人类社会面临着技术大变革的新机遇、新格局，新技术正在改变食品安全的监管效率，特别是将数字技术应用在食品领域能够有效对食品安全进行实时监测并提高流通效率。2015 年 8 月，国务院印发《关于促进大数据发展行动纲要》，明确大数据发展的国家战略，推动食品安全与大数据等先进技术的融合，发展智慧食品监管，成为必然趋势。运用食品产能的大数据，建立国内食品营养健康安全产能监测体系，对国内涉及农产品、食品工业等的健康安全状况进行全面评价，以此对国内食品进行实时调控、调度。从这个角度来看，符合健康生态理念的现代食品工业应该以人民群众的需求为根本导向来决定生产什么、生产多少。IBM 研究机构"深度雷击"项目首席科学家劳埃德－特雷尼什提出了"精准农业"的理念，采用对大数据的处理和分析，使得农业生产决策具

---

① 《关于第二届国际营养大会的相关情况》，联合国粮食及农业组织网，http：//www.fao.org/about/meetings/icn2/zh/.

有精准的预见性，让农民更加科学、聪明地种地①。更好地利用信息技术，打造新型多元化全生命周期健康信息链，将更好地解决健康服务数据的互联互通共享以及健康服务的信息安全储存问题，用先进技术方式将整个信息链条和医疗卫生体制运行全过程全面融合，实现数据计算能力的大幅提升，对医疗卫生产业链每一个环节都精准把握，精准了解人民群众的需求，也成为数字技术手段发挥作用的空间。了解人民群众的需求已经成为开展食品生产的第一步。随着人民群众的消费不断升级，他们面临的食品需求可能是个性化、高品质、小批量的。而先进的大数据、人工智能能够挖掘其中的数据信息，精准了解需求。与此同时，以需求表达为基础，生产符合需求的食品，比如，建立基于云计算、大数据、人工智能系统，不断积累粮食营养的成分数据结果，对人民群众进行推送。总之，技术进步能够让供给和需求之间的信息不对称大大下降，有利于基于需求来改善供给侧结构。

（二）建立健全问责机制，针对食品安全风险零容忍

对人类健康安全来说，对食品安全怎么强调都不为过，要以最严格的问责机制对违反食品安全规则的主体进行惩罚。食品安全的监管要坚持全产业链、全周期理念，从产业链的源头开始，对食品原料（包括种子化肥等）、种植养殖、物流流通、加工过程、分销体系、终端销售，每一个环节均实现全环节、全过程的监督控制，既要确保原料的可追溯，又要对事中和事后的过程实行监管，每个环节都不能放松。

然而，要看到食品安全的形势是复杂的，从前些年暴露的"三聚氰胺事件"以及"瘦肉精事件"，充分反映出食品监管是一个具有挑战性的领域。究其原因，在于食品的供给和需求之间严重的信息不对称，一方面要求我们要推动食品安全领域的信息公开制度确立，将源头和生产过

---

① 《精准农业——解决全球粮食需求问题的有效之道》，农村网，http://www.nongcun5.com/news/20130726/22838.html.

程中尽可能多的信息披露给社会公众，让他们来判断，政府要推动建立强制性信息披露制度体系，企业应努力履行企业的社会责任和完成食品安全信息公开的要求，满足政府和消费者的食品安全诉求。另一方面，我们有必要完善第三方检验检测体系，通过一套检测、认证体系让人民群众辨别哪些是真正的绿色食品。区块链等技术的不断成熟，为其提供了一个重要的抓手，可以创造出一个非常安全、透明的多中心账簿体系，对产业链上发生的每一笔交易都能够如实、同步记录相关交易信息，任何一方都难以对此进行篡改。在这些先进技术的支撑下，更好地完善相关标准体系、信用体系、追责体系，提高现有法律当中的处罚条件，加大现有法律的处罚力度，一旦发现违法生产的现象，对生产企业和经营企业实行重罚，让这些企业很难再从事生产活动，让企业负责人付出沉重的代价，对于情节较为严重的食品安全事件，应当追究企业负责人的刑事责任而不仅仅是对责任人进行处罚。此外，还要建立一套信用监管体系，定期或不定期对食品经营者进行信用评价，一旦有着违反食品安全法律法规的行为出现，马上停止其相关经营权。

（三）引导民众健康行为，强化内在健康能力

在影响健康的各因素中，让人民群众树立健康的生活方式，强化内在健康能力、从中长期提升免疫力仍是居民健康管理的治本之策。人体有着自身的防御外界侵扰的免疫结构，从外部物理角度和内在系统运行来抵御外界因素侵入。健康的生活方式对提升免疫力起到根本决定作用。

从健康角度来看，免疫力的强弱受到先天和后天因素影响。以后天为例，营养健康均衡的规律饮食至关重要，通过饮食搭配来实现各种微量元素的搭配对于健康均衡食品非常重要。此外，保持一个人的心理健康也很重要，往往心理状态也会决定免疫力的高低，更加平和、愉悦的心态会增强免疫力，心理健康建设对人民群众有着重要意义。

一方面，针对人民群众进行科学的健康素养教育是全生命周期健康

信息链的重要内容，尤其是营养健康教育，提升居民的健康积累，引导居民合理膳食，提高居民总体营养水平意义重大。要开展全国居民营养与基本健康监测工作，开展多地区的食物消费调查，引导居民合理膳食，提高营养水平。另一方面，制订国民营养健康计划。加强对学校、幼儿园、养老机构等营养健康工作的指导。还有一点更重要，要强化对每个人的生理健康管理能力。在传统医疗卫生体制中，我们往往对身体健康关注较多，而对心理健康关注相对较少，然而，大量事实表明，特别是某些地区某些人群中由于心理健康问题发生的重大公共安全事件层出不穷。所以说，不仅要通过强化基层医疗卫生能力，管住身体健康，还要及时发现心理健康问题群体，全周期、全程跟踪，及时发现、应对可能存在的风险。

四、凝聚链接健康命运共同体，发挥健康生态价值链核心价值

全生命周期健康生态价值链旨在构建一套全新的生态健康体系，为医疗卫生体制改革明确价值目标，确立价值准则，进一步凝聚核心价值观，以人民群众的生命健康质量为根本导向。同时，优化经济社会事业的投入，为阜南县医疗卫生体制改革保驾护航。阜南医改打造的全生命周期健康价值链所衍生的全生命周期健康服务，其最终目标是让广大人民群众改变传统的不利于维护生命健康的工作和生活方式，更加关注人与生态之间的关系，更好地发挥个体价值和社会价值的融合。其服务对象是属于哲学范畴的具备鲜明社会属性和经济属性的人类个体[1]。在基于

---

[1]　何志成、苏国同：《正确对待顾客投诉　提高医疗服务质量》，《解放军医院管理杂志》2002 年第 4 期。

全生命周期健康理念探讨医疗改革价值链时，以政府、社会、医院、医生和病患激励相容的思维方式和价值体系，对整个服务体系及其健康服务进行了全面的价值评定。

（一）满足人民群众多样需求，精准供给健康生态服务

1. 人民群众对健康的需求是多元、多样的

要看到当前人民对生态健康的需求非常迫切，不仅对身心健康的需求非常旺盛，对社会运行有序也有着迫切需求，不仅要让群众工作生活达到生理、心理健康，还要让社会运行更加顺畅，让社会成员之间相互关爱，建立与"四位一体"全生命周期健康相适应的生态健康体系，坚持生态健康治理与医疗卫生体制改革相配合的改革理念。从引发人民群众健康问题的因素来看，包含着多元因素，包括生活环境、工作生活方式、生物遗传、医疗卫生服务水平等各个方面。

从生活环境来看，优美良好的生活环境是确保人类健康的基础。2016 年 8 月，习近平总书记在全国卫生与健康大会上的讲话明确指出："良好的生态环境是人类生存与健康的基础。要按照绿色发展理念，实行最严格的生态环境保护制度，建立健全环境与健康监测、调查、风险评估制度，重点抓好空气、土壤、水污染的防治，加快推进国土绿化，切实解决影响人民群众健康的突出环境问题。要继承和发扬爱国卫生运动优良传统，持续开展城乡环境卫生整洁行动，加大农村人居环境治理力度，建设健康、宜居、美丽家园。"这正是对提升生活环境水平提出的新要求。随着工业化和城镇化的加速发展，大气、水资源、土壤、噪声、山川河流等生态环境的污染已经成为严重威胁人民群众健康水平的重要诱因。比如：前几年，在北京，雾霾成为影响城市居民健康的重要因素，与呼吸相关的疾病增长速度非常快，随着北京市实行大气污染治理计划，对经济发展、人口增长与环境治理的关系重新进行审视、调整、优化，这个问题得到很大程度的缓解。总之，只有保持一个较好的健康环境，人民群众才可能降低患病概率。从工作生活方式来看，工业社会分工程度大大加强，人民群众工作和生活压力十分大，造成了各种各样的身体和心理上的亚健康或不健康状态。比如，有些人需要熬夜工作，而熬夜对身体各个器官带来的负面影响是非常显著的，它违背了人与自然关系协调的基本规律，长此以往，可能会带来严重的健康风险。再比如，在接受各种工作挑战时，往往部分人心理上会遭受非常大的影响，甚至可能会发生极端事件，在这种情况下，对人的心理干预至关重要。此外，还有部分人喜欢参加体育运动，而另外一些人却有着抽烟、酗酒的生活习惯，两种生活方式的差异长期带来的后果显然有所不同。从生物遗传来看，人们在长期的繁衍、进化过程中，不同个体形成了差异化的遗传生物特性，成为影响健康绩效的重要因素，决定着疾病数量和种类的发生概率。我们虽然不能在生物繁衍生息的源头改变遗传因素，但是可以通过后期技术手段探知、明确遗传信息及其带来的健康影响，然后予以对症下药，预先应对、治疗，也可以达到预先改进健康状况的目标。人民群众对健康的需求不是单一的，而是多元的，不仅要求一流的生态环境，还要更好地按照自然规则、顺应自然法则安排自己的工作生活方式，同时要明晰自身遗传因素对健康带来的影响。对此，我们要建立一套良性运行的促进健康的体制机制，对健康的干预也要从多元综合的角度来辨证施治。简言之，人民群众对健康的需求要求我们采取综合多元的干预方式，来提升预期健康寿命、提高生命质量，更好地体现生命存续的价值和目标。

2. 通过供给侧结构性改革满足人民群众的多元健康需求

在满足人民群众对健康的多元、多样需求时，各级政府要充分重视起来，夯实以全生命周期健康为导向的政策体系，从优化生态环境、引导人们的工作生活习惯、帮助克服遗传因素带来的各类问题以及提升医疗卫生水平等各个方面实施供给侧结构性改革。全面扛起健康促进的主体责任，确保人民幸福感得到提升，提升健康责任意识，增加健康服务体系价值认同度。供给侧结构性改革的成果要以人民群众的评价作为根本尺度，以此促进健康体系的发展方向。

当前，各级政府已经行动起来。一方面，抓住健康生态环境的主要矛盾和现实问题导向，对水资源污染实施环境修复计划，特别是在补齐短板方面大力投入，完善污水处理设施。更好地推动生态环境友好型生产方式的落地见效，让工业生产对环境的负面影响降到最低。加强对现有污染问题的整治，特别是改变土壤污染状况，解决过度使用农药、化肥等不良生产方式对环境的负面影响等。只有更好地优化外部环境，人们才能够更好地享受生态健康体系。另一方面，还要引导人民群众养成良好的生活方式，各级医疗卫生机构特别是基层医疗卫生机构，要动起来让人民群众提升健康素养，改变传统固有的生活方式带来的不利影响。另外就是社会健康和社会有序。中国正在实施大规模现代化转型，从传统农业社会向工业社会转型过程中，我们一些好的社会传统正在失去。很多人感叹，在一个楼洞里住了那么多年，都不知道对门是谁，名字是什么！在偌大的城市里，人的空间距离虽然在大大缩小，但是心的距离在不断扩大。而且，工业社会以来，家庭成员迅速减少，以往大家庭团圆的局面可能已经成为历史，这种情况下，人与人之间的社会关系在趋于割裂。疫情的出现，让大家忽然明白，保持一个良好的社会纽带，是多么的重要和宝贵。所以说，人的健康不仅要实现生活环境健康，更要确保社会运行方式的健康、有序，让社会温情回到人类社会之中，让传统农业社会人们之间的相互关爱在工业社会继续延续，这也成为供给侧结构性改革的重要内容。

（二）践行"药食同源"生态理念，推进中医药事业联动发展

中医药是中华文明在长期与自然相处中得出的人类生存发展规律，是中华民族的独特瑰宝，也为世界文明贡献了智慧和力量。在长达数千年的农业文明时代，对中医药的发展一直未停歇，古代经典医药典籍中就明确提到"药食同源""疗修一体"的理念。《黄帝内经·太素》写道："空腹食之为食物，患者食之为药物。"至今为止，我们对中医药内涵的

规律仍然不断探索、不断发现。2015 年 12 月，习近平总书记在《致中国中医科学院成立 60 周年贺信》中明确指出："中医药学是中国古代科学的瑰宝，也是打开中华文明宝库的钥匙。当前，中医药振兴发展迎来天时、地利、人和的大好时机，希望广大中医药工作者增强民族自信，勇攀医学高峰，深入发掘中医药宝库中的精华，充分发挥中医药的独特优势，推进中医药现代化，推动中医药走向世界，切实把中医药这一祖先留给我们的宝贵财富继承好、发展好、利用好，在建设健康中国、实现中国梦的伟大征程中谱写新的篇章。"中医药正在走向世界，2015 年 12 月，中国科学家屠呦呦凭借从中草药中分离出青蒿素，拯救了大量患疟疾的患者，从而获得诺贝尔生理学或医学奖，这是中国中医药走向世界的一个最好例证，也是中医药正在造福于全人类的最好诠释。

在传统中医药领域，"药食同源"是该领域的特色，许多中医药的药材往往又是重要的食物来源。在传统农业社会的生存规则中，食物和药物本来就是不分的，食物是为了摄入人类生存所必需的热量，而药物则是调节人体的内部结构变化，这种特性也为当代建立健康生态体系提供了思路和方向。早在 2020 年，原卫生部就出台了《关于进一步规范保健食品原料管理的通知》，其中明确规定将 87 种物质列入既是食品又是中药材名单。2014 年 10 月，原国家卫生计生委发布《按照传统既是食品又是中药材物质目录管理办法》（征求意见稿）意见的函，又新增 15 种。2020 年 1 月，国家卫生健康委、国家市场监管总局印发《关于对党参等 9 种物质开展按照传统既是食品又是中药材的物质管理试点工作的通知》，又将"党参、肉苁蓉、铁皮石斛、西洋参、黄芪、灵芝、山茱萸、天麻、杜仲叶"等 9 种物质列入既是食品又是中药材名单。

既是食品又是药品的物品名单

丁香、八角茴香、刀豆、小茴香、小蓟、山药、山楂、马齿苋、乌梢蛇、乌梅、木瓜、火麻仁、代代花、玉竹、甘草、白芷、白果、白扁豆、白扁豆花、龙眼肉（桂圆）、决明子、百合、肉豆蔻、肉桂、余甘子、佛手、杏仁（甜、苦）、

沙棘、牡蛎、芡实、花椒、赤小豆、阿胶、鸡内金、麦芽、昆布、枣（大枣、酸枣、黑枣）、罗汉果、郁李仁、金银花、青果、鱼腥草、姜（生姜、干姜）、枳椇子、枸杞子、栀子、砂仁、胖大海、茯苓、香橼、香薷、桃仁、桑叶、桑葚、桔红、桔梗、益智仁、荷叶、莱菔子、莲子、高良姜、淡竹叶、淡豆豉、菊花、菊苣、黄芥子、黄精、紫苏、紫苏籽、葛根、黑芝麻、黑胡椒、槐米、槐花、蒲公英、蜂蜜、榧子、酸枣仁、鲜白茅根、鲜芦根、蝮蛇、橘皮、薄荷、薏苡仁、薤白、覆盆子、藿香。

资料来源：《关于进一步规范保健食品原料管理的通知》，国家卫生健康委门户网站， http://www.nhc.gov.cn/wjw/gfxwj/201304/e33435ce0d894051b15490aa3219cdc4.shtml？tdsourcetag＝s_pcqq_aiomsg.

　　中医药的使用和发展符合以健康为基本理念的医疗卫生体制改革目标，将在提升全生命周期健康方面发挥更大的作用。阜南县在推进县域医共体为核心的医疗卫生体制改革中，将中医药事业发展与整体体制机制改革相融合，利用政策来推动中医药在促进人民群众生命健康中的最大功用。中医药的发展涉及多个产业领域和发展方向，涵盖中医诊疗服务、中医药养生保健、中医药学历和职业教育、中医药科技创新、中医药文化等各个领域，必须多角度协同发展，将中医药纳入医保基金的目录管理体系，进入县域医共体各级医疗卫生机构的诊疗方案和药房之中。

　　在中医药诊疗服务领域，阜南县全力支持县中医院突出中医专科优势，建立老年病科和治未病科，并建立名医堂，以更好发挥中医药在慢病康复、康养、养老等方面的重要作用。同时，为当地有声望的中医人才建立专门的工作室，便于他们开展诊疗活动，更好地发挥在传承中医药文化中的功能作用。中医药人才培养方面，实施中医药人才传承和创新工程，通过师带徒、临床助理等方式，按照三年培养周期来提升中医药人才在了解、运用中医药进入临床方面的能力水平。同时设立更好的条件，引进中医药专业特色人才，开展好学历教育和职业教育，并形成制度体系。更好地利用中医药在治疗中的特色优势，引导医务人员更多使用中医药作为临床治疗的药品，全面提升中医药在诊疗方案中的比重。完善中医药服务网络，加强对县域医共体各成员单位在应用中医药方面的支持力度，增加对乡镇卫生院的中医临床科室和中药房建设。

|第五章|

政府财政精准支持，
有效保障医疗改革体制运行

　　医疗卫生体制是一项非常重大的、涉及主体众多、系统性强的改革领域，关系到广大人民群众的切身利益和福利水平，也成为一项重要的民生、民心工程，对于实现高质量发展目标，维护社会公平都有着非凡的意义和价值。在医疗卫生领域，政府正确发挥职能作用，通过财政投入方式和优化调整绩效预算，更好地发挥财政资金在保障医疗卫生体制改革中的四两拨千斤作用，特别是更好地通过基础设施投入、改变资金管理方式，强化健康促进的绩效预算导向，取得了非常显著的效果，全面补齐了县乡村三级的医疗和公共卫生短板，着力解决对贫困群体的托底保障问题，把提升人民群众的健康水平作为财政运行和预算管理的根本目标，经验极具推广价值。

一、重点统筹财政保障，全力支撑县域医共体建设

医疗卫生体制的财政保障是各级政府必须面临并回答的问题。长期以来，由于经济发展水平限制，医疗卫生领域的投入有所不足，整个县域医疗卫生资源结构问题突出，业务水平亟待提升，人民群众就医负担较重。随着经济发展水平的不断提高，与医疗卫生体制改革之间相互配合，财政保障能力在增强，取得了非常好的效果。在深化医疗卫生体制改革中，必须要发挥政府在医疗卫生体制运行中的保障作用，明晰事权和支出责任，更好地发挥财政资金杠杆作用，确保医疗卫生支出与经济发展同步、一致。阜南县在全面深化医疗卫生体制改革后，通过转换财政投入重点，以县域医共体的三级医疗卫生机构为主，更好地强化三级健康管理网络在维护人民群众中的主要作用，不断优化资金投入重点、改进预算管理程序，使财政资金的健康管理效能最大化。

（一）医疗卫生财政投入绩效不高，人民群众获得感亟待改善

在传统医疗卫生体制的财政支持模式中，医疗卫生体制仍然以治好病为主要导向，提升人民群众生命健康水平并未作为主要目标，因此，财政投入也无法发挥在促进健康方面的功能，在绩效考核机制和财政分配措施方面的体制机制不健全。主要表现为：一是虽然财政对乡镇卫生院的投入也较大，但是这些投入并没有形成激励员工的良好效果，导致职工们的积极性受到影响，再加上病人较少，对乡镇卫生事业的可持续发展带来不利影响，无法发挥医疗和公共卫生服务的既定功用。二是各级医疗卫生机构在对结余进行分配时，缺乏相关依据，导致分配方案无

法落到实处。虽然有些医疗卫生机构经过艰苦努力，有了一些事业结余，但是也不敢擅自将结余进行分配，导致对员工的激励不足。三是医疗工作和公共卫生事业没有形成融合的财政支持模式。在医疗卫生体制中，医疗和公共卫生是两个主要部分，在同一医疗机构中，从事医疗和公共卫生的不同员工群体往往在开展事业发展时协调性不够，对财政资金的运用亦是如此，在进行分配上，两个体系也是争论不一，管理矛盾突出。而且广大人民群众对公共卫生的功能作用没有一个全面、客观的认识，甚至认为这项工作可有可无。只有经历危机之后，才会更好地认识公共卫生在社会事业发展中的作用，特别是疫情期间，公共卫生部门在开展立体防控、流调等方面发挥了重大作用。四是县域医疗卫生基础设施总体还是较为薄弱。以阜南县为例，这个贫困县必须面对医疗卫生基础设施不足的问题，辖区内洪洼等十三家乡镇卫生院的医疗设施十分陈旧，没有独立的医疗技术楼，也没有一些 DR、彩超的常用检查检验设备。而上级财政在扶持阜南县时，贫困县和人口数量等因素的考虑仍然需要优化，导致对本县的扶持政策与其他县差异不大，阜南县在县级医院的基础设施建设方面缺口较大。

因此，医疗卫生领域的财政资源配置要适应整个医疗卫生体制格局的变化，在引导推动医疗卫生资源优化配置方面，财政要发挥主导作用。从当前的医疗资源来看，主要问题在于结构性矛盾，财政在调整、优化结构时，发挥了重要作用。一方面，财政调整纵向县级、乡镇和村级三级医疗卫生资源优化、配置。另一方面，对横向全生命周期的资源配置进行优化、调整。

（二）强化基础设施建设，高标准奠定民生保障基础

医疗卫生事业是一个功在当代、利在千秋的事业，即使有着再多的困难，政府也要担负起重要责任，更好地改善县域内医疗卫生机构的条件，与医疗卫生体制改革和制度创新相适应，精准支持，引导各方主体最大程度上发挥积极性。2009 年 3 月，中共中央、国务院出台《关于深

化医药卫生体制改革的意见》，明确提出："明确政府、社会与个人的卫生投入责任。确立政府在提供公共卫生和基本医疗服务中的主导地位。公共卫生服务主要通过政府筹资，向城乡居民均等化提供。基本医疗服务由政府、社会和个人三方合理分担费用。特需医疗服务由个人直接付费或通过商业健康保险支付。"

阜南县以党中央、国务院的改革精神为指引，明晰政府和市场的关系，在财政支持医疗卫生体制方面坚持保障基本民生的原则，强化基础设施投入，改善办医条件，为更好地开展医疗卫生体制改革奠定硬件基础。如果以 2015 年为改革节点，在此之前，阜南县每年对乡镇卫生院的财政投入规模在 1000 万到 3000 万元之间，而到了 2015 年整个投入总量激增至 6500 多万元。阜南县科学规划，征求各方专家意见，制定了《阜南县医疗卫生"十三五"规划》《阜南县医疗资源三年发展规划》等，让发展思路更加聚焦、集中，全面确立 4 家县级医疗机构为龙头、7 家中心卫生院为枢纽、一般乡镇卫生院为补充、村卫生室为基础的医疗卫生资源布局体系。

为此，阜南县以此为格局全面改善县域医共体内医疗机构的硬件条件，专门划拨县城核心区域的 600 多亩土地，为县人民医院、第二人民医院、第三人民医院、妇幼保健院进行新建和改建（见图 5—1）。其中，对阜南县人民医院规划 360 亩土地，1500 张床位、建筑面积20 万平方米，全部投资规模 13 亿元；对新建中医院规划 170 亩土地，700 张床位，一期面积 6 万平方米，投资 1.2 亿元；新建三院新区 70 亩，500 张床位，面积 8 万平方米，投资 2.6 亿元；新建妇幼保健院新区 40 亩土地，300 张床位，3.5 万平方米，投资 1.2 亿元。上述建设标准均按照三级医院来设计建设。同时，全面启动对 28 个乡镇卫生院的改造升级计划，投资规模达到 9.6 亿元，对柴集等 7 个乡镇县域医疗卫生区域中心建设全面升级，对村卫生室推动规划建设，已有 200 多个通过验收。

经过阜南县财政对基础设施投入的全力保障，预计到 2020 年底，县

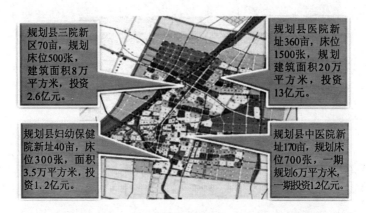

规划县三院新区70亩，规划床位500张，建筑面积8万平方米，投资2.6亿元。

规划县医院新址360亩，床位1500张，规划建筑面积20万平方米，投资13亿元。

规划县妇幼保健院新址40亩，床位300张，面积3.5万平方米，投资1.2亿元。

规划县中医院新址170亩，规划床位700张，一期规划6万平方米，一期投资1.2亿元。

图 5—1　阜南县对县级医院基础设施的投入规划

域内医疗卫生机构病床数达到 8500～9000 张，其中：县级医院床位接近 4500 张，乡镇卫生院和社区医疗卫生服务中心床位达到 2200～2500 张，乡镇卫生院技术人员按照每千人居民 0.8～1 人的标准设置，村医按照每千人居民不少于 1 人的标准设置。

（三）改变财政保障体制机制，构建县域医共体前置基础条件

阜南县在推进医疗卫生体制改革中，通过对财政保障方式和基层医疗卫生机构财政资金运行机制的不断优化，为构建县域医共体体系奠定前置基础条件。财政对医疗卫生体制运行的保障方式成为引导医疗卫生体制从治好病转向提升全生命周期健康质量。

在新一轮医疗卫生体制改革过程中，彻底改变基层医疗卫生机构的"收支两条线"管理模式，确保政府对乡镇卫生院等基层医疗卫生机构的主体责任和托底责任，从体制上释放了基层医疗卫生机构在财政分配权、收入分配权领域的自主权，成为激发基层医疗卫生机构活力的根本机制变革，构成提升基层医疗卫生机构能力提升、动力提升、活力提升的前置基础条件，这正是县域医共体体系下乡镇卫生院改革所需要实现的根本目标。

从 2009 年到 2014 年，阜南县县域医疗卫生机构的管理运行主要采取"收支两条线"模式，体现为"核定任务、核定收支、绩效考核、财政补助"的特征。这种管理模式下，乡镇卫生院等基层医疗卫生机构在开展医疗卫生业务时，财政承担"兜底"责任，基层医疗卫生机构的医疗服务收入和公共卫生保障经费都按照预算管理要求上缴财政，这个制度设计最终带来激励效应下降的结果。阜南县在前期调研过程中发现，由于财政部门对基层医疗卫生的人员支出进行核定，在"核定任务、核定收支、绩效考核"制度约束下，由于人员支出是财政核定的，基层医疗机构在收支结余方面难以自主对优秀医疗卫生业务人员进行奖励，导致缺乏绩效考核和分配的激励，整个基层医疗卫生机构缺乏活力。以 2014 年乡镇卫生院为例，人员经费实际发生额要显著大于财政核定人员支出金额，全县乡镇卫生院这个缺口达到 3200 万元，然而在开展医疗卫生业务时，往往业务量越大、收入越多，人员经费实际支出就会上涨，而财政核定人员支出基本没变化，导致乡镇卫生院业务开展越好，上缴财政的反而越多，导致乡镇卫生院的积极性受到严重制约。简言之，在"收支两条线"管理模式下，乡镇卫生院激励受挫，人员经费支出缺口不断增加，绩效分配难以与开展医疗卫生事业相适应，基层人员待遇无法与业务增长同步，整个基层医疗卫生机构的士气非常低落，缺乏活力和热情。

为了改变这种局面，2015 年 2 月，安徽省印发《关于进一步深化基层医药卫生体制综合改革的意见》，改变收支两条线管理模式，创建"一类保障、二类分配"管理模式和运行机制，阜南县也相应作了改革。内容包括：一是对基层医疗卫生机构实行一类保障机制，全面实施财政对基层经费的定项补助机制。县级财政部门按照基层医疗卫生机构的人员编制来核定拨付的人员经费，同时允许基层医卫生机构扣除成本和提取各项基金后之后的余额可以用于人员的绩效考核奖励。对通过政府购买服务的公共卫生专项经费，实行项目制管理，按照项目支出预算管理要求实施管理。相关的基础设施建设和医疗卫生设备更新改造等支出项目，由县级政府负责统筹解决。二是全面实施"统一领导、集中管理"的基层医疗卫生机构财务管理体制。根据不同区域和经济发展条件采取差异化管理模式：对于一些经济较为发达的乡镇地区，财力条件雄厚，那么乡镇卫生院实行自主管理模式，独立核算；对于难以达到一定条件的区域，可以采取乡镇卫生院财务由县级医疗卫生财务中心代管的模式。这种模式下，阜南县 2015 年在卫生行政主管部门下面成立财务核算和项目监管中心，全面承担乡镇卫生院的财务核算和一般项目管理（重点项目除外）。三是实施基层医疗卫生机构"二类"分配机制，全面释放基层的活力和积极性。"二类"分配机制主要是指，基层医疗卫生机构在获得医疗卫生服务收入时，在扣除成本并按规定提取奖励、福利基金后可以用于人员的绩效奖励。奖励基金的标准不低于基层医疗卫生机构的医疗卫生业务收支结余的 50％，并按照事业单位工资管理的相关规定为依据制订职工奖励方案；职工福利基金不超过收支结余的 10％。同时，阜南县全面加强针对基层医疗卫生机构的绩效考核，更好地为二类分配机制的顺畅运行提供保障，结合县域医共体的功能定位，着重对乡镇卫生院的医疗服务管理效率、医疗服务的质量和数量、药品耗材的合理使用、费用支出监督控制、双向转诊制度的实施情况以及满意度等指标进行综合考核，将考核结果与财政资金补助和医疗机构内的收入分配挂钩。此外，不断完善对村卫生室的财政经费保障机制，确保村卫生室诊疗服务、公共卫生服务、一般运行和药品零差率补偿等补偿政策落到实处，对村卫生室开展公共卫生服务和诊疗服务的相关绩效进行考核，与财政补助金额进行关联。财政通过政府购买服务的方式增加对于农村地区基本公共卫生服务补助资金，用于为村医提高收入水平等。

总之，基层医疗卫生机构财政保障管理模式的根本性变化，是适应全面深化医疗卫生体制改革趋势，对基层医疗卫生机构在结余分配自主权的"下放"和"释放"，从明晰政府和医疗卫生机构的关系来看，确保政府对整个医疗卫生体系的主体责任和兜底责任，也从制度上取消了限制基层医疗卫生机构活力的体制性因素，成为县域医共体在提升能力、激发活力、内生动力的前置条件。改革结果令人振奋，结果显示改革后第一年与改革前比，乡镇卫生院人员年度收入同比增幅非常大。

（四）财政支持统筹城乡医保，推进公共服务均等化

阜南县在推动城乡医保制度一体化方面，已经取得了巨大进步，财政在经办机构能力建设、医保基金投入和补充医保投入等三个方面对改革提供全面支撑，在推进公共服务均等化、推动城乡医保统一化方面取得了显著效果。

1. 加强经办机构能力和针对医保基金的投入

在推动城乡医保体系统一过程中，阜南县在强化医保经办机构建设方面下了大力气，在人员编制、经费拨付、政策规划方面实行倾斜，时至今日，阜南县一共有两家医保经办机构，即城镇职工医保管理中心和县城乡居民基本医保管理中心。前者主要是执行职工基本医保、生育保险的管理工作，并负责县域内医疗救助的相关实施工作，以及定点机构和药品销售机构的相关监督、考核工作；后者主要是承担城乡居民基本医疗保险基金的运行管理，制定基本医保和大病保险的管理规则等。财政对医保基金的投入主要体现在加强职工医疗保险、居民医保和补充医保的财政配套投入方面的支持。2017 年城镇职工医疗保险基金与 2012 年相比增加了接近两倍，城乡居民医保财政配套亦是这个趋势。另外，财政还对困难群体个人参保的一定比例进行补贴、代缴。

2. 财政对补充医疗保障和医疗救助的投入

在针对补充医疗保障和医疗救助方面，阜南县财政主要是集中财力对困难群体的医疗救助、大病商业保险、贫困人口补充保障等方面进行额外投入，确保贫困群体"病有所医"。按照精准脱贫攻坚的理念，针对广大贫困群体因病致贫、因病返贫等问题，加大财政支出力度，强化资源统筹安排，采取切实政策提升针对困难群体的县域医疗保障能力。

从当前扶贫政策效果来看，还需要将扶贫政策和救助政策进行统筹整合、有效衔接。正如部分学者对社会救助和扶贫工作之间关系的分析："二者有效衔接的实现依赖于对反贫困政策框架的整体设计，也需要从信

息库建设、家计调查、社会力量参与、政策评估等多个方面予以考虑。长远来看，两类政策目标应有明确区分，扶贫开发侧重于贫困地区的社区发展，社会救助侧重于满足贫困人口的基本生活。"①

这方面，财政出台的措施主要包括：一是对贫困人口参加基本医疗保险的个人缴费部分实施城乡医疗救助基金代缴制度。从 2017 年起，阜南县对贫困家庭参加基本医疗保险的个人缴费部分实行城乡医疗救助基金全额代缴。二是大幅降低贫困群体医疗保险的报销补偿标准。在县域医共体内，贫困群体门诊诊疗不设定补偿起付线，住院时大幅降低住院报销补偿起付线，不需要缴纳住院预付金。三是扩大贫困群体医疗保险基金的报销补偿目录范围，严格执行《安徽省贫困人口慢性病及重大疾病保障指导目录》，扩大贫困人口慢性病报销补偿病种目录，重大疾病不少于 40 组，慢性病不少于 30 种。四是大幅提高贫困人口的医疗保险基金报销补偿比例。县域医共体内门诊报销补偿比达到 70%，慢性病达到 75%。对于贫困人口赴乡镇、县、市、省等不同层次医疗机构住院时，鼓励实施按病种付费方式，补偿比分别达到 80%、70%、65% 和 60%。

此外，财政还加强对贫困人口大病保险的投入比例，加强困难群体的医疗救助投入。为了确保困难群众医疗需求得到满足，阜南县财政每年安排不低于上年度省级补助资金的 10% 增加大病商业保险投入。激发市场主体对于解决困难群体医疗保险中的活力，阜南县在部分商业保险企业开展大病保险试点，政府和企业设立大病保险专项资金，在盈利补偿后对个人自付部分进行再补偿，对贫困人口实行补充保障制度，更好地满足贫困人口的医疗卫生服务需求。2016 年，阜南县根据上级文件《安徽省人民政府关于健康脱贫工程的实施意见》和《阜阳市人民政府关于健康脱贫工程的实施意见》指示精神，县财政专门列出"建档立卡贫

---

① 刘宝臣、韩克庆：《中国反贫困政策的分裂与整合：对社会救助与扶贫开发的思考》，《广东社会科学》2016 年第 6 期。

困人口政府兜底保障资金"项目。到了 2017 年，根据《安徽省人民政府关于 2017 年实施 33 项民生工程的通知》和《安徽省人民政府关于健康脱贫工程的实施意见》指示精神，设立"健康立卡贫困人口补充医疗保障资金"项目。这两个资金项目在具体落实中转化为健康脱贫工程，即"351"和"180"工程，有效解决贫困人口的医疗保障问题。"351 工程"是指贫困群体在经过参加基本医保、医疗救助和大病保险等项目并得到补偿后，在阜南县域内就诊时，年度内个人自行承担部分不超过 0.3 万元。如果到市级医疗卫生机构就诊，年度内个人自行承担部分不超过 0.5 万元。到省级医疗卫生机构就诊，年度内个人自行承担部分不超过 1 万元。超出上述标准的合规医疗卫生支出由政府兜底保障。基本医保、大病保险、医疗救助、兜底补助总额不得超过患者就诊医药总费用。为此，阜南县专门拿出专项资金，设立健康脱贫医疗专项补助资金，专门用于承担兜底保障责任。但如果病人以及家属由于个人行为导致的过度治疗费用不在兜底保障之列，需要自行承担。"180"工程是指贫困群体中的慢性病患者，其年度内门诊医疗支出，在经过基本医保、医疗救助和大病保险以及兜底保障补偿之后，剩余合规支出再由补充医保报销 80%。目前，这两项资金已经在兜底贫困人口的医疗保障方面发挥了巨大作用，已经有数十万人因此受益。

二、创新财政补助方式，构建正向激励机制

财政补助方式会对医疗卫生体制运行的相关主体产生激励效应，阜南县在创新财政补助方式方面作了非常多的尝试，在正向激励机制方面发挥了非常大的作用。在深化医疗体制改革过程中，如何不断创新财政补助方式，改革医保方式，进而构建正向的激励机制从而推动医疗改革事业稳步推进是我们面临的一个重要问题。在传统医疗卫生体制中，财

政对医疗卫生体制运行的激励导向主要是着重用于改善医疗卫生机构的办医办公条件。由于缺乏与体制改革的协同,每年大量的财政投入,并没有完全实现预期目标,看病难、看病贵的问题仍然没有得到根本解决。阜南县在县域医共体建设过程中取得的宝贵经验,值得推广和借鉴,特别是财政投入方式的转变与医疗卫生体制改革全局之间进行协同,给各方主体都带来正面激励作用,值得总结、推广。

(一)创新医保管理体制机制,财政支持医疗卫生资源优化

我国医疗保险基金制度自建立以来,覆盖范围不断扩展,对人民群众的保障作用不断增强,在保证参保人的医疗卫生服务需求、建立稳定有序的社会运行机制方面,已经发挥了关键作用。然而,从当前医保基金体制机制运行来看,也面临医疗费用不合理增长、基金运转压力增大等问题,存在中长期不可持续的风险。[1] 由于缺乏对医保基金运行的有效控制约束机制,产生了大量机会主义行为,在对村卫生室调研过程中,我们发现,有些地区对输液行为的控制不当,导致输液成为一种非常常见的诊疗方式,村民一到卫生室,村医就给输液,殊不知,这种行为不仅给人民群众的健康带来巨大隐患,也过多过快耗费了医保基金,加重了政府和个人的负担。如何创新医保机制,实施更加有效的医保基金支付方式,是深化医疗卫生体制改革所面临的重要问题。[2] 阜南县在医疗卫生体制改革中,财政对医保管理体制机制改革、改变基本医保支付方式提供了巨大支持,不仅大大加强医保领域的财政投入力度,而且主动放权,全力配合改革全局,全力支持医保支付方式改革,建立与新医疗卫生体制相适应的医保支付新方式,有力保障医疗卫生体制改革的顺利推进。

---

① 程念、付晓光:《全国新型农村合作医疗支付方式改革现状及问题研究》,《中国卫生经济》2014 年第 11 期。

② 蔡江南:《论医疗支付方式的改革》,《中国社会保障》2011 年第 12 期。

1. 财政支持全生命周期的医疗卫生资源配置，从事后转向事前和事后相结合

财政主动转变理念，推动医保管理从保证治疗疾病向保障人民群众健康转变，支持引导他们降低得病概率，从根本上解决困扰人民群众看病难和看病贵的体制症结问题，这本质上是推动全生命周期的横向资源配置，财政引导资源配置从事后转向事前和事后相结合。在传统医保支付方式中，财政部门在管理、审核医保支出、后付费方面有着非常大的话语权，在医保支付改革中，将后付费转变为预先付费，事实上降低了财政部门在医保管理中的话语权，体现了财政部门在改革中主动作为的担当。由于实行了预先付费，县域医共体在保障人民群众健康目标实现的激励下得到空前激发，全面实行预先付费总额包干，财政部门也要全面对医疗服务绩效进行监管控制，确保人民群众得到充分治疗，然后采取超支不补、结余留用的管理模式，让诊疗费用从各级医疗机构的收入变成预先付费总额之内的成本支出，全面实现了促进健康的医疗卫生体制改革目标。

在财政部门的支持参与下，相关部门对县域医共体进行全方位考核，考核指标涵盖人民群众健康绩效的各个层面，一共包含四大模块，包括以下内容：一是县域医共体组织和制度建设。主要包括：管理组织建设，即医共体的管理机构运行、各个成员单位之间的协同和组织运行等；制度建设主要是医共体的资金使用、分配，分级诊疗制度检核，家庭医生签约居民管理制度，医务人员的绩效考核制度，医疗风险的分担等方面；政策宣传与培训情况，主要指医共体需要至少每季度开展对全院职工的政策宣传与培训；信息公示制度，主要指在规定地点公布医共体相关内容，公示相关住院流程、公布医保相关制度、分级诊疗流程、居民签约服务内容。二是医疗服务管理，包括病人入院管理、病人诊疗管理、档案管理和信息系统建设等方面。三是运行指标情况，包括资金使用效率、县域内病人诊疗率、县域内住院总人次、双向转诊情况、基层医疗机构住院补偿比例、按病种付费出院人数、三费占住院总费用的比重、辖区居民签约比率、48 小时参合病人登记比率、参合群众即时结报率、医务人员绩效分配制度落实、县域医共体内资金分配落实、签约服务分配落实以及相关主体满意度情况等内容。经过绩效考核之后，县域医共体自主支配并分配结余，更好地用于成员单位的相关人员和事业发展激励。

财政部门及相关部门不仅在监督考核县级医院更好地执行总额预付的医保管理模式，还要监督在基层医疗卫生机构全面实现医疗服务费用总额预算管理。对乡镇卫生院实行按照参保人头总额进行预算管理，以县域医共体考核指标为前提，根据乡镇卫生院的情况设定一定考核指标，将乡镇医疗服务人员的绩效分配与辖区人民群众自付比例和水平、医疗卫生资源利用程度相关联，引导他们强化成本费用意识，鼓励乡镇医疗服务人员到村卫生开展健康管理，强化签约服务指导。对村卫生室，按照服务人员总数、病人依从度、合理诊疗比例、慢病就诊率等指标作为诊疗费用的拨付依据，更好地引导村医减少不合理诊疗活动，向健康管理转型。

此外，在财政支持下千方百计提高对基本医疗保险的保障水平。在财政财力有限的情况下，阜南县仍然不断提高财政对基本医疗保险的补助力度，与强化医保基金监管和绩效考核结合，强化医保费用支出管控。

2. 财政支持纵向医疗卫生资源配置，从支持大医院转向重点支持基层医疗卫生机构

财政全面支持乡镇卫生院和村卫生室做大做强，强化基层医疗卫生的能力建设。阜南县取消了乡镇卫生院收支两条线的管理模式，财政按照"预算管理、定向补助、绩效考核、超支不补、结余按规定使用"的原则，将乡镇卫生院全额收支纳入财政预算。2016 年，阜南县财政就拨付超过 6000 万元用于补齐乡镇卫生院的预算收支差额。新的机制全面激活了基层医疗卫生机构的活力和能力。同时，财政支持建立新技术应用，用数字化、信息化手段，支持实施阜南云服务计划，推动各个部门、各个行业、各个层级医疗卫生机构的数据连通，实现了全县一张网，有效克服了资源的物理空间分布不均衡对医疗卫生公共服务均等化效率带来的不利影响，积极从网络平台建设上不断加力，发挥健康服务的智慧信息体系优势，特别是对涉及医疗卫生领域的基础数据平台，比如县级远程服务中心、全县影像检验云中心、慢病管理云中心等，更是全面加强投入。网络体系建设成为提升阜南医疗服务效率的重要动力，也成为传统医疗卫生行业和新型健康数据开发利用全面融合的载体和平台。

3. 财政支持带来降低财政负担的联动效应，有利于中长期财力空间优化

传统医疗卫生体制运行过程中，由于"以药养医、以耗养医、以检养医"的存在，加剧了医疗卫生服务价格的不断上涨，这种导向下，一旦人民群众到医院去看病，成本费用负担一直居高不下，这种情况对财政带来了两个方面的问题：一是加大了医保基金的耗费，从而对财政带来支出压力。一般公共预算会在每年拿出一定规模的财力用于补贴医保基金。一旦医保基金耗费较快，缺口较大的话，财政不得不挤出很多财力用以补贴医保基金，这种机制不破除，长此以往，财政势必很被动。大量的医保基金耗费到药品、耗材和检查上，不仅带来社会资源浪费，而且会影响整个医保基金的精算平衡，导致大病群体得不到充分补偿。二是加大了财政用于医疗救助的支出压力。医保救助是为了针对少数弱势群体开展的财政无偿性支出，一旦他们看不起病、承担不了成本费用支出，财政必须要承担起来。如果再继续按照传统医疗卫生体制的运行模式，财政压力必然会随之增加。三是"以药养医、以耗养医、以检养医"，加剧了医疗卫生领域的违法风险，整个药品、耗材甚至医疗设备流通秩序受到冲击。很多人为了获得利益，不惜铤而走险，甚至利用各种非法手段腐蚀医院和医务人员，严重冲击了市场秩序，药品、耗材和设备的流通负担增加，影响了区域财政收入的增长。

因此，通过财政资源配置引导改变"以药养医、以耗养医、以检养医"的弊端，调整县域医共体的内部绩效和分配机制改革，从源头解决"以药养医、以耗养医、以检养医"的体制问题，让医生和医院回归看病诊疗的功能角色，医院和医生的收入不再与开药、检查、耗材关联。同时改革药品、耗材供应机制，实施药品、耗费集中带量采购，销售"零差率"，使广受人民群众欢迎的大量基本药物、普通药物重新回到各个医院，从源头上解决了药品、耗材价格虚高的问题，降低大型医疗设备检查检验价格，同时为了更好地鼓励业务人员向业务能力"要收入""要效益"，不断提升诊疗服务的劳务价值和薪酬报酬标准，特别是诊断治疗、开展手术、康复护理、中医药治疗等业务领域的标准，通过收益分享导向的优化，让医院和医务人员回归应有的功能定位。人们看病不用再承受高价、不需要再奔波跑到县以外，带动医保基金耗费不断降低，医保基金结余不断增长，财政对医保基金补贴的压力随之降低。同时，财政通过优化财力配置，更好地支持社会弱势群体，特别是贫困人口的医疗服务需求，实现了降低财政负担的联动效应，中长期有利于财力空间优化。

（二）财政鼓励社会力量参与医改，形成多元办医格局

随着人民群众的消费升级，大家的需求更加多元、多样、个性化、灵活化，单一的公立医疗卫生机构体系已经难以满足人民群众的需求，积极鼓励和引导社会力量办医，推动形成多元化办医格局，与现有公立医院体系形成搭配效应，成为必然选择。不断开放医疗卫生领域的限制有利于为民间资本和社会力量开辟一个投资渠道和经济增长的新动能。激活社会力量参与医疗卫生体制改革的积极性，引入社会力量参与到医疗卫生机构建设，形成多元办医格局和模式，已经成为未来我国医疗卫生事业发展的必然趋势。2017年5月，国务院办公厅出台《关于支持社会力量提供多层次多样化医疗服务的意见》，文件指出"正确处理政府和市场关系，在基本医疗卫生服务领域坚持政府主导并适当引入竞争机制，在非基本医疗卫生服务领域市场要有活力，持续深化简政放权、放管结

合、优化服务改革。"①

　　财政在制定支持政策中，更好地发挥财政资金在鼓励多元办医格局中的重要作用，撬动社会力量，通过政府补贴、贴息、搭建载体平台等多种政策手段，吸引社会力量参与到医疗卫生机构建设、医疗卫生服务中去，与现有公立医疗卫生机构形成分工互补的格局，让人民群众有更加多元的选择，不断扩展全生命周期健康的实现方式。更好地将非基本医疗卫生领域交给社会和市场主体，特别是在现有公立医疗卫生机构的指导下，开展一些与核心诊疗服务相配套的后期康复养老等业务，引导社会力量投资健康服务业，向老龄护理、康养、健康教育、专业体检等领域拓展。在产业发展规划和用地规划配套支持条件方面，财政给予最大程度的财力支持。

　　从当前多元办医的发展趋势来看，归纳起来有着几种模式，有些模式也备受争议，但从先行先试的角度来看，它为社会多元办医格局的形成提供了一些现实经验。一是公立医院改制。这方面的典型案例是江苏宿迁，它对公立医院实施全面改制，引发了巨大争议，至今还在热议。还有部分地区没有将公立医院彻底改制，而是不改变公立医院公益性、非营利性的性质，但同时吸引社会资本进入。这方面的典型案例是广东汕尾，据媒体报道，2015 年 1 月，汕尾市人民医院、第三人民医院以及妇幼保健院等三家市立公立医院以资产作价，引入中信医疗，按照40∶60的股权结构共同建立合资医疗机构，新机构的公益性和非营利性没有任何变化②。还有少数地区运用 PPP 模式（政府和社会资本合作）引入社会资本投资者。二是社会资本直接设立医疗机构。这方面的典型案例是北京和睦家医院。三是还有部分国有企业办的医疗机构。曾经有一段时间，国有企业自办了很多社会化服务机构，包括国有职工医院，

---

　　①　《国务院办公厅关于支持社会力量提供多层次多样化医疗服务的意见》，中央人民政府门户网站，http：//www.gov.cn/zhengce/content/2017−05/23/content_5196100.htm.

　　②　《公立医院改制样本：中信的汕尾医院生意》，南方周末门户网站，http：//www.in-fzm.com/content/108038/.

这部分医疗机构也许会转变为社会化医疗机构。

无论是哪种形式，我们都应该坚持以人民中心，以人民群众的满意度作为评判改革成功与否的唯一标尺。新生事物往往具有复杂性和曲折性，符合螺旋式上升的一般规律，在多元办医尝试中，既要鼓励先行先试，又要稳妥、切实推进改革。从当前社会办医的问题和瓶颈来看，问题还是很多的，特别是缺乏政府统筹的资源支持，其可持续性受到影响。克服当前存在的问题是确保社会办医发展的基石：一是社会办医应该享受与公立医院同样的政策，比如社会办医在纳入医疗保险定点医院方面，并在医保支付方面应该实现与公立医院的充分衔接。当然，可以根据医院的性质和定位实现差异化管理，把人民群众的基本医疗需求和纯市场化提供的非基本医疗分离开来。从目前来看，将社会办医纳入医保基金的政策实践仍然在探索，需要尽快形成一套制度体系。二是一些关键性的生产要素配置，比如土地、融资、人才培养、财税优惠政策，政府及相关监管部门也要将社会办医和公立医院在相关政策方面实现统筹安排。比如，阜南县在推进多元办医格局形成过程中，在规划、用地、医疗卫生资源配置方面形成统一做法，确保社会力量在进入医疗卫生领域时，各方面的政策待遇有效支撑事业发展，并引导它们向专业化、特色化方向发展，让社会资本看到希望、尝到甜头，有利于资源的迅速集聚、专业化。三是政府对社会办医的监管也应该与公立医院实现同一标准，人民群众的满意度和医疗卫生机构效率水平往往可以从市场竞争中得到最优结果，因此，可以借鉴阜南县在推进医疗卫生体制改革中的做法，将社会办医尝试纳入县域医共体的健康促进体系。谁来出资、谁来运营，并不是制约事业发展的核心问题，对社会力量监管的根本出路还是回到医疗卫生体制改革本身，只要体制理顺了，就能够充分扫除社会资本进入的障碍，统一监管、统一标准。四是政府要在与社会办医相关的配套领域、环节给予充分支持，比如医疗卫生职业人才的培养、职称评定、教育培训、科研项目资助等，将社会办医的信息系统与现有公立医院的信息系统实现融合，等等。

（三）建立人民健康绩效预算模式，最大程度发挥财政资金效用

绩效预算是指强调以既定绩效目标为根本导向的财政预算管理模式，要求紧紧围绕绩效目标去优化财政资源配置过程和结果，从财政活动的全周期（事前、事中、事后）等全面实施管理。在阜南县推进医疗卫生体制改革中，确定财政预算管理的根本导向就是人民群众的健康水平，一切财政资源的安排都要以人民群众全生命周期健康质量提升为出发点，要求在财政预算的编制、实施、监督、评价中更加关注人民群众的健康水平是否提升，创造了"小财政"牵动"大健康"的改革效果。重构财政支出绩效目标，回归全生命周期健康导向，成为阜南县推进医改的最大成果之一。在任何地区，与人民群众对公共服务的需求相比，财政资源都是非常有限的，何况是在阜南县这么一个传统农业贫困县中，以人民健康为导向的财政预算过程就是财政引导医疗资源优化的过程，最大程度发挥财政资金在提升人民群众生命健康中的效用，这个过程要打破长期以来形成的财政资源分配惯性和路径依赖，有破有立。在阜南县创新健康绩效预算过程中，值得关注以下六大创新领域。

第一大创新，是绩效预算制度从职能与资金配置相匹配转向健康效能与资金分配相适应，在县域医共体制度体系设计中，融入健康理念。阜南县在促进健康的财政预算制度建设方面，扩展到县域医共体和医保基金支出管理等领域，与医疗卫生服务监管、绩效考核和分配以及医保基金支出管理绩效有机融合。财政部门不仅自身制定关于财政预算管理的相关规定，参与制定绝大多数文件，而且参与并指导县域医共体开展绩效预算管理工作，制定相关制度体系，实施以健康为导向的预算管理体系。比如，以阜南县第一县域医共体为例，制定了包括《关于关于开展县域医疗服务共同体试点工作的指导意见》《关于印发阜南县县域医疗服务共同体系试点工作实施方案（实行）的通知》《关于印发〈阜南县第一县域医疗服务共同体理事会章程（第二次修订）〉的通知》《关于印发

《阜南县第一县域医疗服务共同体医疗服务收入结算与分配办法（试行）》的通知》《关于印发〈阜南县第一县域医疗服务共同体签约服务医师绩效考评管理办法（试行）〉的通知》《关于印发〈阜南县第一县域医疗服务共同体转诊工作实施方案（修订）〉的通知》《阜南县人民医院关于分级诊疗中遴选"100＋N"及乡镇分院"50＋N"疾病目录的通知》，《关于印发〈阜南县第一县域医疗服务共同体病人外流监测监控和奖惩办法（修订）〉的通知》《阜南县第一县域医共体糖尿病、高血压患者全程健康管理试点项目实施方案（试行）》等一系列文件。对此，阜南县财政的同志形象总结："过去给钱，我们注重的是'职能'作用，而现在给钱，我们注重的是'效能'作用。也就是说，我们过去都是在履行职责上下功夫，而我们现在是不仅仅是在履行职责，而更重要的是注重发挥财政资金的功效作用。我们要让政府的钱起到效益。"在完善健康绩效管理的组织架构方面，阜南县也作出了多方面创新，不仅在县域医共体设立绩效考核模块，更将绩效考核和分配作为贯穿整个县域医共体运行的核心制度体系，以开展内部绩效考核、分配以及医院绩效运行监测分析工作。各科室内部设立绩效考核小组推进全过程绩效考核工作建章立制，作为县域医共体及各成员机构和各个科室内部绩效考核和分配的依据。此外，财政部门主动厘清与医疗卫生体制相关预算部门之间的权责关系，集中资源建立统一组织、分级负责的预算绩效管理体制。

第二大创新，是医保基金与公共财政资金相互联系、紧密关联，降低医保基金的耗费成为财政预算管理的重要绩效目标，财政引导将优化医保基金梯次报销、建立补偿新机制与建立分级诊疗体系相结合，从中长期减轻财政压力，又能引导资金流入基层、做强基层，减轻人民群众负担，进而减轻财政支出压力。在按人头总额预付费的医保支付制度框架内，在县级和乡镇卫生院推行"临床路径＋按病种付费"，适当提高新诊疗技术病种和基金支付定额，在做强县域医共体全面提升业务能力的同时，通过医保基金报销补偿比例重新设计，用利益导向引导人民群众实现大病县内治、小病就近看、未病共同防目标，使得90％的县域病人留在县内就诊。这种资源配置流向的变化必然会节省中长期的财政支出，让财政更有空间去解决人民群众的更多痛点、难点问题。建立乡镇、农村、社区等基层网格化的健康管理支点，担当人民群众的健康卫士，对每个居民的健康状况进行全周期跟踪、及时预警，让整个基层社会治理活了起来。以前是"养儿防老"，现在是"制度防老、制度养老"。这套体系对重大医疗卫生风险的感知十分灵敏，一旦发现风险，马上预警。

第三大创新，是降低医药耗材成本，财政引导医院和医务工作者从根本上转变收益导向，"以健康养医、以德养医、以技养医"，医患目标转向一致。财政是国家治理的基础和重要支柱，财政资源能够有效引导社会资源和利益分配，有什么样的利益结构，就会有什么的发展动力，而"以药养医、以耗养医、以检养医"这种利益结构是不可持续的。如果仅能够凭借开药、检查就能治好病，那么要医院和医生有何作用。说到底，医疗卫生体制存在的价值是能够对人民的生命健康方向作出方向性判断，是人的主观能动性和创造性在发挥关键核心作用，是物质投入不能替代的。对于医疗卫生机构来说，业务能力一流的人才才是组织内的最核心资源。对财政来说，要把更多的资金用到人才培养上，用到提升医务人员的业务技术上，用编制岗位的优化调整来吸引人才流入阜南县。驱动这个社会向前发展的一定是富含创意和技术创新的行业领域，医疗卫生行业高度符合这个特征。财政预算管理一定要把握住以人民为中心的方向，顺应经济社会发展的必然规律。所以说，阜南县医疗卫生体制改革，是顺应社会发展趋势的，才会具有强大生命力。

第四大创新，是财政资金全面扶助社会弱势群体，从根本上提升脱贫攻坚效能，用体制改革精准打击贫困问题的"七寸"。在广大社会弱势群体，特别是贫困人口中，医疗费用负担一直是制约脱贫攻坚的瓶颈因素。大量贫困群众深处脱贫脆弱性之中，重要原因就是因病致贫、因病返贫。阜南县财政运用差异化的脱贫攻坚方式，对身体健康条件好的群体，实施产业脱贫、政策扶持，让人民群众尽情激发积极性，用自己的劳动脱贫致富，对身体健康条件较差的群众，运用健康扶贫机制实施民生托底，一方面帮助群众转变传统的生活方式，另一方面帮助群众治好病，为贫困地区解决因病致贫、因病返贫探索出了一条新路。

第五大创新，是正确明晰政府和医疗卫生机构的职能关系，财政不越位、不缺位，为县域医疗卫生体制改革特别是县域医共体运行提供坚实的基础和保障。在任何地区的医疗卫生体制改革中，都面临着如何处理政府及其相关部门和医疗卫生机构的关系问题，如果处理不好，可能会出现医疗卫生机构缺乏自主性、缺乏活力，或者医疗卫生机构脱离政府职能监管的问题。这两个方面的问题，都需要从制度建设上加以避免。阜南县在改革中，准确进行政府及相关职能部门定位，通过财政资源优化配置，科学装备医疗卫生资源，做到优先投入基础设施，优先保障重点学科建设和科室发展，优先解决医疗卫生事业经费保障，为医疗卫生体制运行搭建了"高速公路"。而且，阜南县顺应数字技术发展趋势，站在技术的最前沿，敢于用财政的力量把国内甚至全球最先进的诊疗技术数字信息技术应用到实践之中，建设覆盖人的全生命周期的智慧阜南健康大数据平台，取得了非常明显的效果。在预算实施过程中，运用科学的绩效预算管理理念，不断试错、不断纠错，实施观察、总结上一年度预算资金的使用状况和问题，在下一年度编制预算目标计划时，强化绩效预算制度对各部门的约束作用，在提出相关预算支出计划时，明确健康绩效目标，明确预算支出与医疗卫生体制改革的关系，在预算执行中对绩效目标预期实现程度及绩效运行情况实施监控，预算完成后加强对绩效目标实现效果的评价。

第六大创新，是财政强化对未来发展趋势的研判，解决中长期制约经济社会发展的重大健康战略问题，特别是对养老、高质量医疗卫生产业发展等方面更加强调财政职责。绩效预算的目标有短、中、长期的考量，财政预算管理要着眼于解决短期困难，搭建中长期体制机制。就医疗卫生体制而言，明确以防为主、防和治并重的全生命周期健康管理方针，着眼于未来，特别是在整合医疗卫生服务力量、推进医养产业发展、推动多元办医格局方面都作出改革尝试。政府必须有更大视野来确定未来支持方向，比如在解决康复、养老产业发展过程中，运用财政支持的手段扶持相关产业链发展，贯彻打造产业生态的理念，从上、中、下游产业发展协同支持，正确发挥政府积极性，让市场分工更加深化。此外，阜南县在推进医改过程中不仅取得了人民群众健康管理的效果，更重要的是强化了社会治理的网络体系，在基层医疗卫生体系这张网上，更好地嫁接更多社会治理的功能，成为创新社会治理体制的重要依托。

总之，阜南县在推动预算管理改革实践方面，很多创新经验是值得其他地区借鉴并推广的，在深化医疗卫生体制改革中，财政还要继续引导资源配置优化，更加完善健康为导向的绩效预算框架，继续加大对基层医疗卫生体制的标准化建设，让资源配置跟着人走，根据人的流动来优化空间配置，加强对医疗卫生创新体制机制的投入，特别是重点人才引进、重点实验室建设、研究与实习基地建设等，加强健康绩效导向，以健康评价结果应用为根本，强化评价结果的"指挥棒"作用，使财政资源真正流向健康绩效有效率的部门、有绩效的领域。

三、构建社会普遍服务体系，助推医疗事业新发展

在维护人民群众全生命周期健康过程中，政府的重要职能在于提供社会普遍服务。政府在提供医疗卫生公共服务时，要确保公共服务的形态是均等化的，任何社会成员都能够在不同时间、不同地点享受同样标准、无差异的医疗卫生公共服务，而且这种公共服务是可以非常便利地获得的。阜南县医疗卫生改革实践，深刻践行了社会普遍服务的理念。

（一）构建社会普遍服务体系，实现社会公共服务均等化

在社会经济运行过程中，社会普遍服务体系能够弥补不同社会群体之间的裂痕，为经济社会的进一步发展提供坚实安全网，避免不同社会

群体之间出现对立、地区间的失衡、思维和道德伦理的割裂以及现代化进程的断裂。由于工业社会发展到今天，确保各自群体的发展进程与社会整体发展进程相适应，成为经济社会发展的重要内容。特别是在数字经济发展如此之快的今天，不同群体在掌握互联网方面的能力有着巨大差异，如果没有有效措施在控制数字鸿沟方面作出重要政策供给，部分没有掌握网络技能的社会成员可能在社会运行中付出巨大成本。从社会普遍服务体系的内容和功能来看，主要包括人文领域的社会普遍服务、产业领域的社会普遍服务和信息知识领域的社会普遍服务，这三个类型的社会普遍服务能够为全面提升国家竞争力奠定基础和保障。

在各类社会普遍服务中，最核心的仍然是以保障人的基本生存和发展权利、确保基本民生的人文社会普遍服务体系，它主要强调保障生存权、发展权和自由流动权。人的基本生存和发展权利应该体现在社会制度的方方面面，特别是维护食品、健康水平、基本住房、基础教育和养老照料等方面。阜南县在推进医疗卫生体制改革中，完善的正是医疗卫生领域的社会普遍服务体系，以医疗保障改革为起手，着力深入改革医疗卫生领域的相关体制，最终取得了医疗改革事业的重大胜利。其核心要义就是要建立涉及城乡全覆盖的普遍医疗服务体系，实现社会公共服务均等化。阜南县构建的全生命周期健康普遍服务体系重点保证了机会均等、服务同质，避免了弱势群体边缘化现象，真正实现了以人民需求为中心的全生命周期健康共同体。

早在 2009 开始，阜南县就开始谋划加强医疗保险制度建设，特别是强化城镇工作医疗保险制度体系建设，重点有效解决国有关闭破产企业退休人员、困难企业职工等群体的参保问题。全面推开城镇居民医疗保险制度，对城镇户籍的各类学校在校学生和少年儿童、失地农民、非从业人员以及享受半费医疗的企业职工家属等，都应参加城镇居民医保，长期随父母在城市上学和生活的农民工子女，按照属地原则参加城镇居民医保。同时，扩大新农合参保人群覆盖面，积极推进农村居民以家庭为单位参加新农合，农村户籍的中小学生和少年儿童随家长参加新农合。

在财政支持下，确保基本医疗保险基金筹资水平不断提高。还不断提高城镇居民医疗保险、城镇职工医疗保险和新农合的门诊住院费用报销补偿比例，不断将慢性病等常见病、多发病纳入报销范围。阜南县推动城乡医保实现一体化，打通了城乡医保在制度设计、报销补偿、促进健康等方面的同一效应，顺应人口城镇化和人口流动的发展趋势，取得非常显著的效果。

（二）设立社会普遍服务基金，实现医疗卫生资源普惠共享

要保证弱势群体得到基本服务，就必须建立有效的补偿机制。其中最关键的是税费改革。改革的基本思想和原则是公平分摊，即每一个服务对象在享受服务时，按成本付费。建立新的补偿机制，筹措社会普遍服务基金是关键环节，借此才能兼顾并扶持那些无力支付或无法支付正常费用的社会弱势群体。[①] 建立社会普遍服务体系的落脚点是保障人的基本权利，包括生存权、发展权和迁徙自由等，以维护社会公平，在此基础上，实现社会的和谐发展和全面的现代化。[②]

人文社会普遍服务具有自身的特殊性：一是其服务提供方只能是政府，不像基础产业普遍服务有具体的运营商；二是服务手段是制定普惠性的公共政策，或者建构促进人文权利实现的普惠制度框架；三是服务方式是无偿的，或者只要支付低廉的价格即可。因此，大量公共服务政策效用的实现是无偿的，其政策成本是直接建立在公共财政的基础上的，如最低保障制度的受益者无须支付任何成本，"低保"资金由国家财政直接负担。在人文社会普遍服务中，应该专列健康普遍服务基金，需要考虑以下几个环节：一是设立专门的健康普遍服务基金管理机构。建立起以"普遍服务基金"为核心的成本补偿制度，以弥补市场调控的缺失。普遍

---

① 许正中、刘尧、王辉：《构建社会普遍服务体系　完成现代化多元复合转型》，《理论与现代化》2006 年第 4 期。

② 王俊、昌忠泽：《社会普遍服务的建立——来自中国的经验分析》，《经济研究》2007 年第 12 期。

服务管理机构的日常事务由专职工作人员处理，同时聘请经济、财务、技术方面的专家组成专家委员会，负责具体项目的评审和重大课题研究，以减少开支，体现效率和决策的科学性。二是科学设定健康普遍服务基金的征收比例。对于征收比例，应当在普遍服务成本估算的基础上，根据我国不同地区健康发展的总收入规模，确定不同类型普遍服务基金占总收入的比例，征收比例可以根据不同时期、普遍服务成本大小的变化而有所调整。三是规范健康普遍服务基金的使用。设立健康普遍服务基金的目的之一是用来重点弥补落后地区或弱势群体享受健康服务的数量和质量的不足。核算成本是招标过程的关键。基金管理机构负责召集专家委员会根据地区自然地理条件和人口特点、产业发展状况进行分析评价，对普遍服务的具体项目实行成本估算，通过核算成本提出一个招标的最高补贴数额。

第六章

转变医疗卫生伦理观念，
全面提升人民生命质量

目前，中国正在现代化征程上飞速前进，从传统农业社会向现代工业社会全面转型过程中，在过去传统农业社会形成的一些固有医疗卫生伦理观念，也要相应有所改变。在深化医疗卫生改革中，我们必须要回归到人本，更好地让每一个人认识到生命的意义和价值，除了保持自己的身体和心理状态达到最佳，还要对人民、对社会有所贡献，"人尽其才、物尽其用"。人的生命意义在于以有限的生命追求无限的价值。虽然人的生命"长度"受到自然法则影响，通过提升生命健康质量拓宽生命"宽度"，是可以实现的，这是转变医疗卫生伦理观念的价值和意义所在。只有形成全社会健康的生命文化，我们才可以更好地去维护生命尊严，提升生命质量，这正是医疗卫生体制所追求的最终目标。

一、奠定现代医疗卫生伦理观念，尊重和追求生命质量最优化

建立医疗卫生制度并确保其顺畅运行的目标是让生命更加有丰富的意义和内涵，这是人类产生和存在的最终价值。我们常常在问自己："什么是生命的意义？""如何更好地生活？"这是医疗卫生领域的最根本问题之一。生命是在整个物质世界产生、发展、演化过程中自然存在的一种客观现象，能够有着自我思考和自我意识，也是区别于普通动物的本质特征。人的生命意义和价值不仅仅是要追求躯体上的无瑕疵和非病态，还要追求精神层面的价值和意义最大化。生命的意义多种多样，角度不一，比如，实现个人的最大潜能发挥和理想，追求自身生物性上的完美无缺，感受爱和被爱的感觉，善于帮助别人等。最优化生命质量是医疗卫生体制的落脚点和根本目标。

（一）生命权利不可侵犯，尊重和敬畏生命价值

生命的权利不可侵犯，这是各个国家、各个民族的重要共识，尊重和敬畏生命价值是人类存在和发展的一般性秩序。很多学说往往认为，人的生命是至高无上的，无论什么情况下，都应当努力延续生命，直到生命最后一刻。任何一个社会成员，自生物学意义上的生命伊始，健康便与其全周期的自然生命紧密相关。一个人的健康状况，不仅影响着自身生命质量的高与低，而且也关乎实现自身生命价值在量上的大与小。是故，古今中外无数人、不同的民族、不同的国家尽管在文化、历史、传统等方面存有诸多的相异甚至抵牾之处，但在追求健康、实现健康方面却具有超乎寻常的一致性，并对健康本身赋予无限的感情眷顾、深切

的伦理关怀以至于技术上的不懈探索。[①] 世界卫生组织提出对健康权加以保护的主张,1948 年《世界人权宣言》明确规定"人人有权享受为维持他本人和家属的健康和福利所需的生活水准,包括食物、衣着、住房和必要的社会服务""健康权是一项基本人权"。世界上已有很多国家(地区)在本国(地区)的宪法或法律中对公民健康权进行了明确界定,并采取强效有力的措施加以保障。美国、日本、法国等很多国家和我国台湾地区也对患者在内的公民健康权给予高度重视,纷纷制定相关法律法规加以保护。

从各个国家、各个民族的法律秩序就能够非常清晰地看出这一点。法律制度的背后是对生命权利的拥有、支配和使用的基本原则,并由此对诸多涉及生命权利的制度进行了界定。现行《民法通则》"第四节 人身权"第九十八条规定:"公民享有生命健康权。"生命权利不可侵犯,每个生命都是独一无二、值得尊重的,生命的平等源于生命权利的平等,有效衡量社会进步的重要标志就是社会能否平等地对待每一个生命个体的生命权利。从生命健康权的具体内容来看,主要包括出生的权利、死亡的权利、获得基本生存健康条件的权利、免除遭到生命权侵害的权利等。只要生命个体来到这个世界,那么他就必然会天然拥有人的各项基本权利,包括生命健康权。

从生命权利的特有属性和内在发展规律来看,医疗卫生事业的发展所包含的精神价值与尊重生命权利是相统一的。充分尊重生命权利是医疗卫生事业的"魂",这个"魂"指挥着大脑,支配着医改的实践,决定着医疗卫生事业发展的性质和方向,是医疗卫生事业在意识形态领域的根本价值体现。当代中国医疗卫生事业发展的"魂",就是社会主义核心价值观,准确地说就是社会层面的核心价值观。这个"魂"统领着医改决策者的精神意识,是医改决策的指挥棒,决定医疗卫生事业发展的内

---

① 时统君:《中国梦视域下的习近平健康伦理思想》,《中共云南省委党校学报》2018 年第
3 期。

在尺度和价值原则。围绕这些基本权利，在医疗卫生领域和法律界纷纷展开了对生命伦理的研究和争论，法学家提出"宪法学也要关注生命权"。目前，理论界和实务界掀起了一系列对生命伦理领域的研究探讨，比如安乐死、堕胎、器官移植、生物克隆技术、死刑存废之争、胚胎干细胞实验、试管婴儿、人工干预受精、代孕等话题。这些问题的讨论本质上是人类行为对现有生命权利及相关伦理规则的影响和挑战。

我们看到，医学技术的进步在改变着伦理规则，类似事件层出不穷。1978 年，英国生理学家罗伯特·爱德华兹和医生帕特里克·斯特普托联合发明并合作成功世界上第一例试管婴儿，由此爱德华也获得 2010 年诺贝尔生理学与医学奖，成为世界医学界奇迹。然而，这个技术在诞生之时，也引发了医学和法律界对生命伦理的争论和担心，虽然如今绝大多数国家和地区从法律上接受了这项技术，但是这项技术给人们带来的对生命权利的争论仍然是未尽的，特别是关于试管婴儿健康水平的研究仍然在持续。然而，有些事件也引发了医学界对于伦理问题以及风险的担忧，等等。再比如，自杀这个问题，很多人自己选择结束自己健康的生命是自我的权利，但事实上是，你一旦拥有了生命，就不能随意用极端方式处置自己的生命，这也是对生命权利的尊重，自杀是一个逆生命权力的行为，因而不应该合法。因此，世界卫生组织主张将自杀预防提升至全球公共卫生和公共政策议题的优先考虑地位，这不是一个个体问题，而是一个重要的公共卫生问题，必须采取多方面有效的干预措施，早期识别和治疗抑郁症和酒精使用障碍，以有效干预自杀行为及自杀倾向。总之，对生命权利以及医学伦理规则的研究已经成为人类共同关注的重要问题，我们研究伦理规则，是为了更好地建立一套生命伦理规则。

从人的生命权利来看，在现代医学伦理框架下，每个生命都应该具备基本医疗卫生权。每个患者都有得到基本医疗救助的权利，要区分是基于人的基本医疗权利而得到的医疗卫生服务，还是基于市场价值交换得到的医疗卫生服务。基本医疗卫生权利与收入、职业、年龄、性别等因素无关，它取决于"生命存续"这一唯一要素，只要人生命存续一天，他就应该享受人的基本生存权利，享有医疗卫生公共服务是人的生命权的基本权利。从这个意义上，任何医疗机构都有义务为确保维持生命权利提供帮助，任何"没钱交医疗费就不治疗"的行为都是违背生命权利原则的行为。同时我们要构建一套社会制度系统来确保生命权利不受侵害，这便是生命权利普遍服务基金，它能够解决病人没有交钱就不能得到及时救助治疗的问题。

在社会制度选择中，设立生命权利普遍服务基金是为实现人人享有基本生命权利而设立的政府专项基金。它不以营利为目的，它的目标是确保所有生命个体的基本生存权利得到保障，甚至要帮助那些长期落后地区的人群摆脱生存困境，为确保全体人民群众的生命权利和社会稳定进步作出重要贡献。这项基金由政府进行征收、管理，基金的运作独立于任何主导运营商或新进入者。基金的收缴、补贴制度由法律法规确定，管理制度公开、方法公开、来源流向公开、运行效果按年度公布。与其他方案相比更易于监督，符合技术中立、市场中立的原则。普遍服务基金是从源头上解决筹资问题，承诺履行同样医疗卫生普遍服务的前提下，要价最小的医疗机构可获得资金支持和开展业务的权利，解除了市场准入的压力，又有了平等竞争的机会，可促进企业在竞争中努力降低成本。现实中，很多地方也在实践着这种方式，一些地方建立了"大病医疗救助基金"专项救助项目，对于难以承担巨额医疗费用的因病致贫家庭，剩余费用将纳入基金范围，让贫困群众彻底摆脱因病致贫、因病返贫的困扰，生命权利得到充分保障。事实上，不仅仅是治病，生命权利基金保障的涉及生命权利的一切方面。在建立基金时，要秉承人民群众"互助互济"的原则，强调社会成员之间的互帮互助，大家为这个基金多出一份力，让更多的生命个体更加有希望。

从国际经验来看，德国是一个典型的欧洲大陆国家，在推动各州、各地区医疗卫生服务均等化领域有着非常典型的做法，特别是在医疗卫生体制设计方面，特别注重居民在就医的方便、可得和均等化，因此，德国在推动医疗卫生资源布局时，无论是大城市还是小城镇，无论是私立医疗机构还是公立医疗机构，无论是前期治疗机构还是后期康复护理机构，都有同样均等化的治疗硬件和软件设施，以确保医疗卫生服务均等化目标的实现。在众多制度设计中，一个比较有特色的制度是 2009 年德国设立的"医疗卫生普遍服务基金"，也被称为"健康基金"，这项制度具有非常明显的均等化功能目标，它从社会成员和企业缴纳的医疗保险以及政府税收中扣除一定比例交给"医疗卫生普遍服务基金"，由基金统一支配和管理，在基金分配时，主要考虑到不同地区、不同人群的医疗卫生服务差异，尽可能推进不同地区和不同人群的医疗卫生服务均等化。

每一个生命的权利和质量要求不仅能够"活着"，还要快乐健康、积极、有活力地活着，社会制度也应该以这个目标为导向，它不仅强调个体的身体健康，还要求社会运行有序。著名医学社会史学家亨利·西格里斯特曾指出："健康不仅仅是没有疾病，而且是对生活具有正面、快乐的态度，并且欣然接受生活所赋予每个人的责任。只有身体和精神处于平衡，对躯体和社会环境具有更好的适应性，才可称之为健康人。"①

因此，在社会制度设计中，我们必须既要强调社会公平正义，强调保障所有社会成员的基本生存权利，还要鼓励社会成员融入这个社会。比如：中国在过去几十年间，通过推动脱贫攻坚实现了令人惊叹的目标。即使取得了如此大的成就，我国在社会救助和扶贫制度领域，仍然存在着两个制度功能定位没有更好地实现差异化的问题，也就是说，两者的功能定位界定并不是非常明晰。虽然两个制度的主管部门也指定了基本社会救助标准（比如最低生活保障线）和贫困线，但是目前对两个线的功能定位不明晰，这必须要回归社会救助和扶贫制度的本质功能定位。基本社会救助标准（比如最低生活保障线）的功能定位是保障全体社会成员的基本生存权利，只要是有生命诞生，他从法律上应该享受基本的生存权利，而贫困线则有所差异，它在维持基本生存权利之上，还要强

---

① 苏静静、张大庆：《世界卫生组织健康定义的历史源流探究》，《中国科技史杂志》2016年第 4 期。

调全体社会成员要融入市场、融入社会，包含一些社会救助所没有的能力提升项目，特别是教育支出、融入市场的成本费用、就业成本等。因此，贫困线的标准应该适当高于基本社会救助标准。对这两项制度应该适用于不同的人群。

综上所述，贫困线所包含的成本范围要大于最低生活保障线，这意味着，贫困线应该高于最低生活保障线。社会救助应作为贫困人群的最后一道"兜底"保护网，以人民群众的生存保障"兜底"为核心功能，既要有效解决有完全劳动能力群体的发展能力问题，又要解决好无劳动能力或不完全劳动能力群体的生存发展问题；扶贫制度要侧重于充分发挥被扶贫对象的活力和主观能动性，对有着充分劳动能力的群体着重用就业救助为主要核心的方式来培育自我生存和发展能力。但是如果社会救助线偏离了基本生存保障功能，那么就是不合理的，甚至会"养懒汉"。从社会活力角度来看，人们生命的价值是更好地投身于社会生产之中，为全社会作出力所能及的贡献，激发人的生命活力和确保基本公平正义同样重要。人生不仅仅是活着，还要为一些有意义的目标活的有质量。只要生命继续一天，就要更好地为全人类作出自己的贡献。

因此，从社会制度建构中，也需要探讨建立一套激发人们活力的机制，让人们的创造价值得以传递，比如建立知识产权扩散体系，更加发挥知识产权在传播时的社会收益。在人类社会发展过程中，内在驱动力永远是人的主观能动性和创造性，每个人都应该根据自身的优势作出社会贡献，正是无数的科学家和技术发明家将大量知识产权造福于人类，人类社会的各项制度和事业才会得以不断改进。据媒体报道，特斯拉首席执行官 2018 年 12 月接受哥伦比亚广播公司采访时宣布："能源问题是人类面临的严峻问题，特斯拉将开放所有专利，供业内免费使用，鼓励其他电动汽车企业开发先进的电动汽车，造福整个社会。"① 我们应该鼓

---

① 马斯克：《将释放所有特斯拉电动汽车专利》，中国经济网，https：//baijiahao. baidu. com/s？id＝1625133857569720572&. wfr＝spider&. for＝pc.

励这种用于为全人类作出技术贡献的行为，人类健康的价值在于能够从心理和生理两个方面推动内心积极作出贡献。

因此，在实现这个目标的过程中，通过融合来实现社会健康，显然是未来医疗卫生领域的重要制度优化方向。比如，在未来应对老龄化社会到来的政策措施中，我们需要让老年人更加融入社会，而不仅仅是进行日常的锻炼和保健。在医疗卫生界，有一个"中风孤岛人群"的提法，非常精准地反映了这个问题，这个概念是指身患中风并引发后遗症，导致其与世隔绝，陷入了社会孤立状态，沉重的思想和经济负担，导致它们自闭、自我孤立、心理压力极大，甚至有一些人萌生了自杀的想法，对这部分人群，恐怕仅仅依赖于普通的医疗方案难以从根本上解决社会孤立的问题，需要运用社会融合的手段来综合解决。世卫组织老龄化和生命历程司司长 John Beard 指出："积极的老年生活并非只是锻炼和卫生保健，而是包括持续参与社会、经济、文化和公民事务。为做到这一些，各国必须要做的远不止鼓励人们骑上自行车或去健身房：要使积极的老年生活变为现实，就需要全面反思老年人在社会中的角色。我们往往会将生命想象成直线状——上学，就业，然后在 60 岁退休，这样的思维方式在 20 世纪或许没错，但我认为它有很大的局限性。老年人希望继续参与活动，尤其对较不发达国家而言，或许要发明全新的模式。"①

（二）树立健康期望寿命理念，生命从长度转变为质量

在现代医学伦理观念中，生命质量往往是一个重要的衡量指标和核心目标。很多学者对生命质量提出了自己的见解，最熟悉的莫过于马斯洛的需求层次论。著名社会学家马斯洛将人的需求划分为五个层次：一是基本生理需求。这种需求是最基本的人类需求，它是确保人的生理肌体实现高质量运行的基本需要。比如，人的生存必须摄入足够的热量，

---

① 《人口老龄化对卫生保健带来挑战》，世界卫生组织官方网站，https://www.who.int/bulletin/volumes/90/2/12—020212/zh/.

需要一定数量和质量的水以实现自身生理平衡，必须有着充足的睡眠以及平稳的呼吸，如果缺乏这些条件，人的基本生理需求得不到满足，那么会影响人的正常生理状态，人的生命会受到威胁。二是安全需求。人的生存要有一个相对稳定的安全状态，不受其他生物体或非生物体的侵扰。三是社会交往需求。人们总是通过社会交往来传递或交换自己的情感。四是自我尊重需求。五是自我价值实现的需求。后两种需求便是更高层次的需求，它们进入了高质量层面。《论语·卫灵公篇》有曰："无求生以害仁，有杀身以成仁。"这是另外一个角度的生命质量，从孔子的角度来看，践行仁义是实现高生命质量的一个重要方式。这一点，历史上事例非常多，司马迁为了完成《史记》写作，虽受宫刑而没有自杀，最终他完成了写作，达到了极高的生命质量，名垂青史。

从衡量生命质量来看，医疗卫生领域提出"健康期望寿命"概念，为建立基于生命质量的医疗卫生制度体系提供了引领方向。这个概念（HALE）主要是指一个人在某个年龄不受疾病、死亡和机能障碍的影响，有望在健康状态下生活的年数[①]，即个体需要以非常健康的状态维持生命的时间长度，也就是一个人在健康的身心状态下所能够生存的最大年限。这个概念不仅要强调活着，还要强调人们以健康状态活着。随着中国老龄化人口的不断加剧，健康期望寿命正在成为各级主管部门和理论界非常关注的问题。至此，生命的目标将从尽可能"活得越长越好"，转变为"实际寿命和健康期望寿命之间的差异最小化"。单纯追求寿命的增加并不代表能够提升整个社会的价值水平，相反还会过多耗费社会资源，而健康期望寿命的增加才会让整个社会更加有活力。随着社会进步和经济发展，传统意义上的老龄也在不断推迟，比如，我国在认定退休年龄时，也是以当时当日的人们的生理健康状况为基础，然而营养条件的改善会将老龄年龄不断推迟，这样人们寿命不断延长，会让老龄人口

---

① 世界卫生组织：《中国老龄化与健康国家评估报告（2016年）》，https：//www.who.int/ageing/publications/china－country－assessment/zh/.

具有更多机会为社会作出共献。早在 2005 年，欧洲就将"健康寿命年"列为里斯本战略的核心结构性指标，并作为欧洲制定长期的健康政策的重要参考指标。世界很多发达国家的健康产业体系发展与国内有着明显差异，正是源于中外对于健康发展的理念差异。在中国，一提到健康产业，我们立马会想到扩大医院病床数，建立更多的医疗机构，但是到了很多国家，非医疗产业的发展快速增加，健康产业涵盖到第一、二、三产业各个层面，呈现日新月异的发展局面。

中国传统的思想观念和医学伦理中，有一些错误观念，很多人秉持"好死不如赖活着"的理念，认为要千方百计地活下去，而不顾生命质量的高低，只要活着就是胜利，活着就是最大的价值。这一理念之下，大量的医疗卫生资源被耗费在所谓"治病救人"的过程之中。比如，一位患者得了医学领域暂时无法根治的不治之症后，往往用各种手段想方设法延长其生命，却给病患本人带来了极大的痛苦，这方面的案例不胜枚举。化疗往往是人们面临重大癌症疾病时，所选择的常见治疗方法之一，然而，通过多个疗程的化疗，不仅会摧毁癌细胞，而且也会摧毁人的正常细胞，让很多健康的细胞快速走向衰亡，不仅不会改善生命质量，反而会显著恶化人的生命质量。因此，对化疗这种特殊手段的使用，往往其伦理争议也是非常大的。从法律意义上说，我们不能容忍刑法上"杀人"罪行这种激进的剥夺别人生命权利的方式，却能够容忍具有生命体征的人遭受化疗的伤害，本来以救命治病为目标的医疗卫生手段，反而让病人遭受更大的二次伤害，这实际上是对生命权利的再次剥夺。近年来，兴起了一种"姑息疗法"的医学治疗手段，该治疗手段以提升生命质量为导向。有时候一些危重病人被痛苦和焦虑牵绊，产生了巨大的压力，甚至有时候被这些压力吓到，病人的心理防线一下子就被击垮了。人的心理变化对身体器官功能的影响已经被多方研究结果所证实，个体在突然遭受惊吓的时候，往往非常悲观，甚至严重到危及生命。"姑息疗法"能够与传统治疗手段相结合，再加上合适的心理疏导，建立医患之间充分的信任关系，让病患更加有信心走出痛苦，战胜疾病，提高生命质量，不再纠结于病痛，有尊严地接受治疗。在欧美一些发达国家和地区，"姑息疗法"已经成为一种较为成熟的学科和治疗手段，参与其中的医生、护士、心理疏导师、营养师、社会工作者之间建立了紧密的分工协作关系，让这个疗法成为提高病患生命质量的重要抓手。因此，在治疗过程中，病人的心态对健康的恢复极其重要，必须清楚认识生命的意义和价值，更好地调整心态，让治疗方案更加有效。

再例如，在一些偏远农村和山区，特别是经济发展较为落后地区，人们仍然持有传统的"厚葬薄养"的错误观念，人健康时，并不注重对生命的关爱，一旦人出现了各种意外情况而终结生命时，往往对丧事大操大办，还要大摆酒席搞宴请，不仅对社会风气带来的不好影响，而且让很多农村家庭背上了沉重的负担，许多家庭不堪重负。父母在世的时候，子女往往没有很好地陪伴，在父母去世后才感叹没有很好地尽到子女的陪伴义务，这显然是一种扭曲的医养观。与其在父母去世后感叹，不如将医养陪伴放在平时，人生在世时多享受天伦之乐，而不是到了人不在的时候空悲叹。

每个人都是生命的个体，每个人都应该善待自己的生命，但是对很大一部分中国人来说，父母一辈子都是为子女而活，为了子女的所谓幸福，丧失自我对生命质量的追求，自己省吃俭用，对子女"过度大方"，甚至造就了大量的"啃老族"，显然也不利于社会结构的稳定运行。特别是在实行计划生育政策之后，一旦父母失去独生子女，所谓"失独家庭"，痛不欲生，一生都陷在极度痛苦之中。而在很多文明成熟的发达国家，老人有着充足的时间去享受自己的人生，外出旅游、各种爱好，参加各种活动，正如龙应台所指出那样，"所谓父母子女一场，目送而已！"

总之，用生命质量的理念和目标去建构一套系统的医疗卫生体系，将成为未来中国医疗卫生体制改革的重要趋势和方向，让每个生命都精彩，都有高质量的人生是中国医疗卫生制度乃至社会制度所要努力的方向。

（三）建立生命质量导向体系，提升全生命周期质量

尊重生命的全过程、全周期，从生命体还未出生到死亡以及濒临死亡都得到关怀，需要建立高质量的医疗卫生体系，确保高质量的生命过程。

尊重生命从形成未出生生命之日起，就应该纳入医疗卫生体系的重要范围，特别是对生命体的健康质量进行检测。从阜南县改革经验来看，高度注重防患于未然，推进各类重大疾病的预防和公共卫生项目，早在2009年，阜南县就实施为15岁以下儿童免费补种乙肝疫苗的工作，经过这项工作，目前阜南县乙肝疫苗的接种率达到90％以上；还为农村孕产妇提供住院分娩补助，已经实现了免费目标；开展出生缺陷干预工作，为广大农村地区的适龄妇女提供叶酸补服；推进农村地区改水改厕工作，更好地让农村地区群众有个良好的生活环境，减少疾病发生，实施结核病、艾滋病、血吸虫病、疟疾等重大疾病防控和国家免疫规划等。这些工作措施在促进人民群众健康方面取得了非常明显的效果，从源头上遏制了一些重大疾病的发生。

从世界各地经验来看，对未出生生命相关权利的界定也成为医学伦理领域的重要内容。以生命质量为基准，让生命体出生后享受更高的生命质量和更加健康的体魄。从美国和欧洲的很多发达国家来看，部分国家通过各种立法和政策手段对"未出生生命权利"进行保护。比如，爱尔兰在这方面的立法制定了非常严格的法律。据1983年第8修正案，爱尔兰宪法第40条第3款规定："共和国承认未出生的生命的权利（the right to life of the unborn），及其母亲同等的生命权，并且确保共和国的法律尊重该项权利，在可行性范围内，根据共和国的法律维护该项权利。"[①] 近年来，基因检测技术的发展，被用于遗传检测和重要疾病的精准预防，通过这个技术对目标群体进行筛查，能够更加精准地确定可能

---

① 刘泽刚：《宪法生命权的界限》，《华东政法大学学报》2013年第3期。

或已患病类型，从而更好地预防和治疗疾病。但是这项技术仍然有着众多需要突破、改进的地方。简言之，对未出生生命来说，只有确切证据证明这个生命体有重要出生缺陷，否则不能随意采取人工干预方式来流产，这是对生命权利的保护。这方面，要加强技术应用，让未出生生命检测技术更加成熟，能够将重大疾病风险的生命体提前筛查出来，并做好预防措施或应对措施。

人出生后，严格按照全生命周期健康的理念，注重预防、少患病，尊重生命过程。从中外对比来看，有一个非常有意思的现象，就是欧美等先发国家很少有长期卧床的病人，这是因为在这些国家的普遍认知中，即使到了病人失去食欲的时候，也要顺应生命的客观过程。"如果使用经肠道营养或点滴等人工补充营养的方式为高龄者延命，也就是干涉他人的自然发展，反而被视为一种侵害人权与伦理的行为，更会被认为是在虐待老人"[①]。很多老年人还没有进入意识不明的状态之前，就已经自然寿终了。所以，让人的生命还原到本来面目，成为未来伦理观念需要转换的重要内容。

生命个体在生命存续期间，要以全生命周期健康理念为出发点，实施一系列综合改革，比如，我们国家的农业生产长期以来的功能定位往往是要将粮食产量放在第一位，粮食产量在不断增加，但是人民群众面临的粮食安全问题却不断增加。据 2017 年 2 月 6 日《参考消息》报道："一项研究表明，地下水受到的不良影响更严重，中国超过 80％的地下水受到污染，不适宜饮用或用来洗浴。很多地下水资源受到重金属和农用化学品污染。"[②]所以说，在农业生产中，不仅仅让人民群众"吃的饱"，还要"吃的好""有营养""吃的安全"，营养选择一小步、产业发展一大步。为了解决病从口入的严峻问题，必须在食品安全方面深化改革，建

---

① 《为什么在欧美很少有长年卧病在床的老人？》，http：//www.sohu.com/a/226950050_581164.

② 《美媒：中国水质整体好转　治理污染还须出重拳》，引自参考消息网，http：//www.cankaoxiaoxi.com/world/20170206/1661907.shtml.

立以营养健康安全为导向的食品生产体系，不仅要充分保障食品的产量，满足当期人民群众对于食品和热量的需求，关键还要建立适应于人民群众生命健康需求的营养健康食品产能体系。比如，我们经常提到要保障粮食产量安全，但是随着土壤污染、大气污染、水污染等问题的不断严重，粮食也存在安全隐患。粮食生产不仅要追求当期产量，还需以营养健康产能为根本导向，针对这方面，要建立基于土地承载力的农业产能安全标准体系，而非基于产量。为了解决国内耕地的过度使用和污染问题，该退耕就退耕，该休耕就休耕，由此引发的农产品产量下降，一部分通过提高国内耕地的产出能力加以解决，另一部分由贸易加以解决。

此外，还要注重预防，将医疗卫生资源前移至预防环节，创新财政补助形式。在传统医疗卫生体制中，遍布各个农村的卫生室网络体系承担了广大农村地区人民群众健康预防、公共卫生的诸多职能，然而当前这些职能却没有充分发挥出来，人员老化、稀缺，未来不仅要提升村卫生室的硬件设备建设，还要建立与新时代相适应的村卫生室人才体系建设，只有医务工作者明白医疗卫生的真正价值和担当，才能够更好地感染周围群众。在阜南县推进医疗卫生体制改革中，全面增强村卫生室基本医疗和公共卫生服务能力，一般卫生院和社区卫生服务中心逐步转型健康管理服务中心，重点向辖区内居民提供整体综合性或专科性医疗服务，强化医疗卫生资源在治病救人、社会治理的综合功能，在网点设置方面兼顾全县人民群众的需要。目前，全县共有村卫生室 300 多个，社区卫生服务中心 15 个。制定基层卫生人员培训制度，不断提升村级卫生人员服务能力。此外，阜南县实施一系列公共卫生项目。针对慢病患者等重点人群推进家庭医生签约，提供基本医疗、健康管理、转诊预约等服务。

如何对待死亡，也是一个重要的医学伦理问题。面对死亡，无须惊慌，最好的态度应该是从容面对。在濒临死亡之时，要将死亡的权利还给每个人。与其把生命交给冰冷的机器，不如把死亡的权利交给自然，让人生的最后过程更加有尊严。死亡是一个自然过程，从全周期健康管理角度来看，客观看待死亡并尊重死亡，这是人的基本的生命权利的体现。要客观看待死亡，更好地给每个人配置死亡的权利，充分尊重自然法则，让人的生命在最终阶段更好地终结，这是尊重自然规律的表现。这方面，世界各国的医疗卫生伦理领域，都已经建立了非常成熟的做法和制度，其根本目的在于更好地尊重生命，尊重自然法则，客观对待生命的终结，临床医疗方面上，有着临终关怀的一整套成熟做法。各个国家在对待"安乐死"的态度和做法方面也有所不同，但达到共识的一点就是要尊重生命，这是初心。

有媒体报道中国台湾地区著名作家琼瑶给儿子儿媳的一封信，在这封信里，琼瑶阐述了对死亡和生命终结的理解，有些内容非常具有启发意义。比如，她提出："第一，不论我生了什么重病，不动大手术，让我死得快最重要。在我能作主时让我作主，万一我不能作主时，照我的叮嘱去做！第二，不要把我送进加护病房。第三，不论什么情况下，绝对不能插鼻胃管。因为如果我失去了吞咽的能力，等于也失去了吃的快乐。我不要那样活着！第四，同上一条，不论什么情况，不能在我身上插入各种维生的管子。尿管、呼吸管、各种我不知道名字的管子都不行！第五，我已经声明过，最后的急救措施：气切、电击、叶克膜……这些，全部不要！帮助我没有痛苦地死去，比千方百计让我痛苦的活着，意义更重大。千万不要被生死的迷思给困惑住！"[①]

二、回归生命价值尊严，重塑医患信任关系

医生，是一个古老的职业，是一个面对生命的神圣职业，医生的价

---

① 《知名作家琼瑶身体很好 要求尊严死想法早已有之》，人民网文化频道，http://culture.people.com.cn/n1/2017/0314/c22219-29143428.html.

值在于能够挽救生命,其娴熟的医学技艺让一个又一个生命重新焕发光彩,医患关系是一个富有人文关怀的行业。阜南县委书记崔黎在总结阜南医改经验时说过:"医改要尊重医疗规律,医院是看病的,是救死扶伤的,是为老百姓的全生命周期健康服务的,而不是谋取经济效益的。"医院不仅是治病救人的地方,还是让人们接受生命启蒙、体会生命价值的地方。按照对生命的尊严和价值来重塑医患关系,使之重新回归到那种生命价值托付的神圣职业之中。

(一) 良医者医身,怀仁者医心

希波克拉底是现代西方医学体系的开创者之一。然而,让广义医学工作者记住的是他的《希波克拉底誓言》。短短的几百字,承托出医务工作者的崇高使命。从某种意义上说,医生是人类最崇高的职业。医生与病患的关系,不是纯粹意义上的市场供求关系,病人到医院"求医"看病不是简单意义上的"购买"行为,而是对生命的维护,那种将医患关系简单到单纯的市场交换是一种违背生命价值的错误的观念。

古语有曰:"不为良相,便为良医",医务工作者肩负的拯救生命的责任重大,是为人民作出重要贡献的领域,有着"治国平天下"的情怀。美国医生特鲁多在他墓碑上有一句至理名言:"有时是治愈,常常去帮助,总是在安慰!"[①] 这个观点提出了医学领域的重大命题,诊疗过程并不仅仅是治疗某些疾病,更关键的在于换位思考,站在病人的角度更好缓解其身体和心理上的焦虑和痛苦,治疗方案的提出,从技术上往往是可以实现的,而有时候病患心理上并不能够接受这个方案。推动医学回归尊重生命的人文精神,回归到临床过程,重塑医生职业精神,重构医患和谐关系,成为未来医患关系的改革趋势和必然要求。

医疗卫生领域还有一个争议的问题是,病人疾病的痊愈究竟是归因

---

① 孟小捷:《百年回望:特鲁多墓志铭的人文启示》,健康报门户网站—国家健康门户,http://www.jkb.com.cn/medicalHumanities/2015/0925/377729.html.

于治疗方案，还是自愈的。这个问题深刻反映出了医疗卫生领域的特殊复杂性。而且有时候治疗方案是偏离实际最优需求的。曾经广为流传的一个著作是德国医生尤格·布来克的《无效的医疗》，书中指出，在医疗领域，有一个非常严峻的现实，一些药品是不需要吃的，也有一些手术或治疗也并不是必需的①。但是在现在的治疗过程中，很多药品和手术还在照常进行。比如心脏支架或者输液在应急时，都是能够发挥关键作用的，但必须根据患者的实际情况或并发症来确定最优使用量。此外，从人的全生命周期健康方案来看，最好的方式仍然是保持健康生活方式，所谓"七分养、三分治"。1976 年，英国社会学家汤姆斯·麦克翁在其著作《医学的作用》中分析了英国 1838 年到 1970 年结核病死亡率的变化规律，这个时间段内结核病死亡率呈现逐渐下降的趋势。这个时间段内，全球医学领域有着三个重大发现对结核病有着重大影响，即"核杆菌是结核病的病原体，发现可治疗结核的链霉素，发明可预防结核的卡介苗"。然而研究结果发现，这三个事件的发生与结核病死亡率的降低仅有间接关系，直接影响结果的仍然是人们在营养健康条件方面的改善和进步。

在当前医疗卫生体制运行中，恐怕大家都有非常深刻的体会，相当一批患者需要花费大量时间挂号，甚至有些还需要凌晨起来到医院排队挂号，可以说费力费神。然而，到了医生诊室后，还要等很长时间叫号。进了诊室后，仅仅交流了不长时间，甚至有时候就交流几分钟，医生就匆匆忙忙地决定开药、开检查项目单，然后就是去缴费、检查，又需要等待很长时间。在现实医疗卫生体制运行中，相当一批人将看病经历看作一场折磨。而且，医生和病人之间缺乏深入的交流和关怀，医患双方互有怨言，甚至有误会。患者想，我在这里看病理应得到更好的服务，然而看病过程反而让我感觉到没有任何尊严，医生完全没有体会到我的

---

① 《关注过度医疗：几乎充斥医院所有科室，背后有"苦衷"》，新华网转引自《科技日报》，http://www.xinhuanet.com/politics/2016－12/13/c_1120104415.htm。

难处。医生也会想，我每天背负着非常大的压力，面对着非常多的病人和诊治任务，苦不堪言。长此以往，医患关系趋于恶化，医生自身也缺乏成就感，病人也不能快速确诊、精准治疗。所以说，医患关系的恶化，源头在于当前医疗卫生体制运行的各种内在问题，正是体制问题导致医生和患者之间的隔阂和误会。长期以来，药品、耗材和检查成为医院和医务工作者的重要利益诉求，在信息不对称情况下，多开药、多检查、多用耗材的情况屡见不鲜。有些人在这种利益导向下渐渐失去让人民群众治好病、提升健康水平的"初心"，医生为了多获得收入，多开药、多检查，而且工作也呈现高强度的特征，公立医院一再扩张规模。既让医生失去健康、失去尊严，也让患者毫无尊严可言，短短几分钟的流水线式的诊断让生命失去了价值和敬畏。社会公众也难以理解为何看病难、看病贵，把一些社会负面情绪通过医患关系激发出来，医闹、医暴层出不穷。这是各级医改遇到的最大难题，也是最迫切需要改革的地方。

阜南县在推进医改时，曾经对现有体制的顽疾作出全方位调研，从现实情况来看，"看病贵"主要是贵在药品、耗材和检查的过度使用上，并不是"贵"在医务工作者的精湛医术上。换句话说，一个医生即使凭借精湛医术也无法给他带来合理化的收益。这种利益导向显然扭曲了医疗卫生体制，大家都在忙着开处方，而不是聚焦于自身的业务能力和医术提升，长此以往，显然会对医院的诊疗能力大有影响。医生本来是救死扶伤的天使，结果成了"生意人"，这极大挫伤了医务工作者的职业尊严。在阜南县推进医改时，针对这一顽疾，通过体制机制改革，着重有效控制、降低药品、检查和耗材的价格水平，在绩效考核中，更多地提升医疗业务能力在医生收入方面的回报率，让医生找回职业尊严，重新恢复原来的医生和病人之间的人文关怀和爱心，让病人时刻感受到医疗卫生体制的温暖，看到社会有序的希望，也给人带来生的希望。从阜南县医改的结果来看，通过推动县域医共体的绩效改革，明显体现了这种利益导向的转变，不要让医生被人看作"生意人"，让医务工作者们心无旁骛地坐好诊、看好病，不为收入担心。经过医院的绩效考核制度优化，医生的月平均工资达到 4000 元以上，有些岗位甚至达到 2 万元。这种改革让医院真正回归公益性，回归通过医术治病救人的初心，让医院和义务工作者的价值得以充分彰显，让医疗机构由"挣钱的冲动"转变为"省钱的自觉"，医务人员"以治病诊疗为中心"转变为想方设法地"以人民健康为中心"。这也形成了良性循环，更多医务工作者愿意来到县域医共体，奉献自己的才干和年华。

所以说，在推进医疗卫生体制改革时，医疗卫生制度运行越来越需要人文精神的注入，特别是对生命价值和生命质量的尊重。影响人们健康水平的因素很多，年龄、性别、职业、生活方式、遗传因素、教育水平等，我们需要重新对各个因素在人类健康中的角色和功能进行清晰定位，才能够更好地医身、医心。医疗卫生体制改革的价值取向决定了改革策略，寻找医患关系的共同共识，把握卫生健康事业发展的内部规律、尊重医疗卫生服务的内在价值，建立权力与责任、公平与效率、科学健康和谐发展的价值观，在不同制度体系中寻找一个能照顾多方利益的平衡点，实现人民群众价值目标与利益关系的"双赢博弈"，成为我国医改政策设计的主导价值取向。当前我国医改进入深水区，面临的关键任务是解决"看病难、看病贵"这一核心问题。要从根本上解决这个问题，就必须将"公益性回归"作为医疗卫生体制改革的核心目标，将医疗卫生服务回归公益事业的功能定位。

（二）医院不仅是医治场所，更是传递温情和爱心的载体

医院是救治病患、救死扶伤的场所，是对患者以及相关亲属提供人文关怀和确保其高生命质量的场所。在医院里，不仅能够让生命个体接触病痛，更重要的是能够让人重新恢复对生命的热爱和对生命价值的理解，成为生命关怀的载体和平台，全面提升社会健康水平。因此，医疗卫生体制改革不仅仅是一个单纯的技术问题，更是具有多元复合功能的社会治理工具，它建立的网络体系成为传递温情和爱心、关爱每一个社会成员的平台。

20 世纪六七十年代,"赤脚医生"开始活跃在全国各个农村地区,成为了农民兄弟的"健康守护神"。1968 年 9 月,《红旗》杂志发布题为《从"赤脚医生"的成长看医学教育革命的方向》的文章,一时间被国内主要媒体转载,成为当时医疗卫生制度和社会治理融合的一个标杆,时至今日,"赤脚医生"仍然在影响着人们。"赤脚医生"是农村合作医疗的产物,是农村老百姓对"半农半医"医务人员的亲切称呼。这个群体除了具备一定的专业健康知识之外,更重要的是他们具备一种全心全意为人民服务的精神。当时,由医务工作者和专家黄钰祥主编的"赤脚医生"实用教材《赤脚医生培训教材》,也成为当时"赤脚医生"开展医疗卫生工作的重要依据,影响了几代人,创造了医学教育领域的奇迹。在长达 30 多年的时间内,它竟然成为那个短缺时代的全民健康手册,引起了全球医疗卫生领域的注意,被翻译成 50 多种文字。1976 年 9 月,在马尼拉召开的"世界卫生组织西太平洋区委员会第 27 届会议"暨"世界卫生组织太平洋区基层卫生保健工作会议"上,中国代表就"赤脚医生"为议题做了题目为中国农村基层卫生工作的发言,受到了世界卫生组织各个成员的广泛赞誉,对中国"赤脚医生"做出的工作称赞为奇迹。世界卫生组织专家认为,在病患最需要医疗卫生服务的时候,"赤脚医生"及时出现,虽然这种医疗服务是较为初级的,但它是含有温度的,所以最后会获得成功。

从 1965 年至 1980 年的 25 年间,中国以"赤脚医生"为依托,建立了贯穿县级、乡镇、农村的三级基层医疗卫生服务网络,150 万余"赤脚医生"组成的医疗卫生服务团队,每天穿梭于田间地头、农家院落,承担着医疗、预防、保健等多重功能职责。虽然他们并不是正式纳入国家编制的国家干部,但是在长达几十年的时间里,创造着人类医疗卫生历史上的奇迹,担当解决广大人民群众健康促进的最直接抓手,也成为当时的全科医生雏形。所以说,"赤脚医生"以及乡村医生不仅是医生,而且是感情的纽带。甚至有些专家认为,"赤脚医生"所完成的整个诊疗过程是在亲情网络中完成的,医患之间的互动、交流、沟通甚至比治疗过程更为重要，这恐怕是"赤脚医生"发挥重要的作用的最重要的基础和前提，它发挥了一种社会治理功能。

　　然而，随着经济社会发展阶段的不断递进，医学技术在不断发展，各类检查设备更加精确，但是已经没有了这种"赤脚医生"人文关怀的场面，现在病人在医院里和医生说了没几分钟，就被要求去做各种各样的检查，开各种各样的药品，医生面对病患不是怀着悬壶济世的使命感，而是成为了一种流水线式、冰冷的机械式作业。如果遇到经济条件较为拮据的病患，如果他们开口说，能不能较少一些药品和检查，医生冷冰冰地要让患者签字，以证明是自己放弃治疗或检查的，出现的一切后果由个人负责。现在基本上每个家庭里都有吃不完的药品堆放在家里，社会资源被极大浪费。整个医院里，充满着抱怨、不信任甚至是愤怒，一件小事甚至会演变成为一个恶性暴力事件，医患之间，多了隔阂、少了信任。

　　重建基层医疗机构的功能定位，重塑新时代的"赤脚医生"，重新回到那些传递温情和爱的支点和载体，是医院回归公益性的重要内容和趋势。阜南县通过改革，践行了全科医生的理念，全面加强基层医疗卫生机构的能力建设，让人民群众身边有了贴心人，让整个社会治理活了起来。阜南县按照社区卫生服务机构设置规划，建立以乡镇卫生院、村卫生室和社区卫生服务中心为主要载体，全面涵盖阜南县域所有城镇和农村居民，布局合理、资源配置均等、设施完备的基层医疗卫生服务网络体系，针对传统医生等病人上门的模式，建立以医学专业人才为主体的全科医生服务团队体系，实行全科医生和家庭医生"主动出击"，根据乡镇卫生院和村卫生室的辖区范围，按照服务区域和辖区人口数量为因素，合理分配签约服务区域，以辖区居民常见病、多发病的防治为目标，以家庭健康档案信息为手段，为每个居民都建立全程跟踪的健康管理模式。同时，阜南县还下大力气加强全科医生队伍建设，特别是在3年内投入专项资金支持培养6000多名全科医生和公共卫生人才，鼓励他们通过大医院进修、继续教育、学历教育等方式强化业务能力建设。此外，还发挥县级医院专业骨干的带头作用，鼓励这些骨干到乡镇卫生院或村卫生室带徒弟、结对子，帮助和指导签约全科医生提升业务能力。

简言之，阜南县医改实践正在重新唤醒广大人民群众对医疗卫生工作者的信任，这个地区正在以医改为抓手，重塑社会治理的格局。这正是我们当下医疗机构卫生体制所急需转变的发展方向，也是基层医疗卫生服务网络发挥显著作用的基础。

（三）实施健康脱贫工程，解决因病致贫返贫问题

世界卫生组织在2015年讨论全球健康可持续发展目标时曾经提出过全民健康覆盖的理念，指所有的生命个体和社区、乡村都应该获得足够的医疗卫生服务，不至于由于陷入健康问题而导致进入生命的困境。全民健康覆盖要求全民均有获得避免疾病甚至死亡的相关医疗服务的权利，政府有义务提供满足全面健康覆盖的医疗卫生服务，避免部分人群由于各种原因无力承担医疗卫生服务成本的情况出现。世界卫生组织还会定期对各国实施全民健康覆盖的进展进行评估。

古希腊思想家亚里士多德曾指出："一切社会团体的建立，其目的总是为了完成某种善业。"在长期的自然选择过程中，人类组成社会方式并建立各类国家，一个最重要的功能就是互助，让全体人民获得足够的福祉，避免各类自然和人为条件对人生命健康带来的损害。所以说，为人民群众提供公平正义、均等、可得、可持续的全周期健康服务是各级政府的重要功能、职能和职责。在促进健康相关制度安排中，必须以人民群众的需求为根本导向和目标，更好地完善体制机制，促进全民健康，也深刻诠释了中国特色社会主义的本质，"使全体人民学有所教、劳有所得、病有所医、老有所养、住有所居"，人民群众的健康水平不断提高是深刻体现高质量发展的核心内容。

在建立公平正义、均等、可得、可持续的全民健康体制机制方面，阜南县在健康扶贫和社会救助制度方面加大制度改革，形成"两免两降四提一兜底一补充"的制度体系：对贫困人口参加医疗保险的个人缴费

部分和住院预付金进行"两免"；对基本医疗保险报销补偿的准入门槛和住院起付线实行"两降"；对基本医疗保险报销补偿比例、慢性病等重大疾病保障、大病保险以及医疗救助实行"四提高"；对健康脱贫攻坚实行兜底。"一补充"是指对罹患慢性病的贫困群众在年度内的门诊医药费用，经过三保障一兜底的医保补助后，剩余的医疗费用再由补充医保报销八成。这套制度体系，从根本上夯实了脱贫攻坚的能力框架，对民生作出了非常好的保障，取得了积极的社会效益，得到广大人民群众的拥护，深刻体现了以人民为中心的医疗卫生体制改革理念。阜南县在农村贫困人口重点疾病预防控制工作中采取的重要举措列举如下。

阜南县在农村贫困人口重点疾病预防控制工作中的重要举措

（一）加强重点疾病综合防控

1. 强化心血管病、脑卒中、糖尿病等慢性病干预。

2. 加强艾滋病、结核病、手足口病等传染病防控。

（二）实施妇幼健康卫生项目

3. 实施妇女"两癌"免费筛查项目。

4. 实施新生儿疾病免费筛查项目。

5. 实施儿童营养改善项目。

（三）强化贫困人口健康管理

6. 开展家庭医生签约服务。

7. 实行健康管理"一卡通"。

（四）改善贫困地区人居环境

8. 持续开展城乡环境卫生整洁行动。

9. 加强饮用水水质卫生、农村环境卫生、空气污染（雾霾）监测和病媒生物防控。

除了上述做法之外，阜南县还在城乡统一医疗救助体系方面强化投入，加大支持，按照财力状况逐渐提升经济困难家庭在负担医疗支出方面的补偿力度，加大对重点优抚对象、农村五保户和城乡低保对象参加医疗保险的资助力度。在建立城乡统一医疗保险制度时，强化医疗救助与医疗保险的有机衔接，建立统一信息平台，最快速地确保困难群众获得救助资金，将申请期限缩短至最低。同时，鼓励社会各界开展对困难群众的慈善捐赠行为。

总之，对贫困人口群体的保障真正体现了"以人民为中心"的改革思想，回归保障人的最基本生存条件的社会伦理基本原则，只要是以人民群众的需求为根本导向的改革都是具有强大生命力，且得到广大人民群众坚决拥护的。

参考文献

［1］许正中.《财政工程理论与绩效预算创新》［M］. 中国财政经济出版社，2014 年版.

［2］许正中.《社会多元复合转型：中国现代化战略选择的基点》［M］. 中国财政经济出版社，2009 年版.

［3］许正中，刘尧，王辉. 构建社会普遍服务体系　完成现代化多元复合转型［J］. 理论与现代化，2006（04）：9－14.

［4］白洁，薛迪. 临床路径的发展与我国实践［J］. 中国卫生资源，2018，21（05）：378－382.

［5］柴化敏. 中国城乡居民医疗服务需求与医疗保障的实证分析［J］. 世界经济文汇，2013（05）：107－119.

［6］程念，付晓光. 全国新型农村合作医疗支付方式改革现状及问题研究［J］. 中国卫生经济，2014（11）：26－28.

［7］陈竺. 落实科学发展观　加强医院管理工作［J］. 中国医院，2007（10）：1－2.

［8］蔡立辉. 分层次、多元化、竞争式：我国医疗卫生服务的公共管理改革［J］. 中国人民大学学报，2010（01）.

［9］陈钊，刘晓峰，汪汇. 服务价格市场化：中国医疗卫生体制改革的未尽之路［J］. 管理世界，2008（08）.

［10］邓峰，吕菊红，高建民. 中国疾病预防控制体系发展与改革情况综述［J］. 中国公共卫生管理，2019，35（04）：436－440.

［11］付明卫. 医疗信息不对称的解决之道［J］. 中国经济报告，2016（10）：37.

［12］顾雪非，张美丽，刘小青，李婷婷. 整合型医疗卫生服务体系

的构建与治理［J］．社会治理，2018（01）：47—55．

　［13］何崇赞．论财政支出在我国医疗卫生体制改革中的作用［J］．当代经济，2008（07）：30—31．

　［14］胡洪曙，鲁元平．收入不平等、健康与老年人主观幸福感——来自中国老龄化背景下的经验证据．中国软科学，2012（11）：41—56．

　［15］黄成礼．如何破解"以药养医"问题［J］．中国卫生经济，2015（09）：35—37．

　［16］黄严，张璐莹．激励相容：中国"分级诊疗"的实现路径——基于S县医共体改革的个案研究［J］．中国行政管理，2019（07）：115—123．

　［17］何志成，苏国同．正确对待顾客投诉　提高医疗服务质量［J］．解放军医院管理杂志，2002（04）：328—330．

　［18］蒋萍等．中国卫生行业与经济发展关系研［M］．北京：人民出版社，2009年版．

　［19］柯武刚，史漫飞．制度经济学——社会秩序与公共政策［M］．商务印书馆，2004年版．

　［20］李克强．不断深化医改推动建立符合国情惠及全民的医药卫生体制［J］．求是，［2011—11—16］．http：//cpc.people.com.cn/GB/64093/64094/16266594.html．

　［21］刘鹏宇．人工智能：撬动智慧医疗［J］．互联网经济，2017（03）：12—15．

　［22］刘泽刚．宪法生命权的界限［J］．华东政法大学学报，2013（03）：3—10．

　［23］刘宝臣，韩克庆．中国反贫困政策的分裂与整合：对社会救助与扶贫开发的思考［J］．广东社会科学，2016（06）：5—13．

　［24］龙俊睿，孙自学，段光锋，田文华．纵向紧密医疗联合体绩效评估指标体系的构建研究［J］．中国医院管理，2018，38（05）：25—27＋44．

　［25］陆毅，黄慧哲，李小平．综合医院科研绩效评估与奖金分配体系的探索与构建［J］．现代医院，2019，19（11）：1591—1593＋1597．

［26］曼瑟尔·奥尔森．集体行动的逻辑［M］．格致出版社、上海三联书店、上海人民出版社，2003 年版．

［27］牛美丽．中国地方绩效预算改革十年回顾：成就与挑战［J］．武汉大学学报（哲学社会科学版），2012（06）：85－91．

［28］农业部农业产业化办公室，中国农业科学院农业经济与发展研究所编：《农业产业化：探索与实践》，中国农业出版社，2015 年版．

［29］世界银行著，胡光宇译．2009 年世界发展报告：重塑世界经济地理［M］．清华大学出版社，2009 年版．

［30］时统君．中国梦视域下的习近平健康伦理思想［J］．中共云南省委党校学报，2018，19（03）：48－52．

［31］苏静静，张大庆．世界卫生组织健康定义的历史源流探究［J］．中国科技史杂志，2016，37（04）：485－496．

［32］唐钧，李军．健康社会学视角下的整体健康观和健康管理［J］．中国社会科学，2019（08）：130－148＋207．

［33］王弟海，崔小勇．健康在经济增长和经济发展中的作用——基于文献研究的视角［J］．经济学动态，2015（08）：107－127．

［34］王俊，昌忠泽．社会普遍服务的建立——来自中国的经验分析［J］．经济研究，2007（12）：34－45．

［35］王军．发挥好财政职能作用服务好医药卫生改革——医改中的财政经济政策研究与思考［J］．深化医药卫生体制改革，2010（09）：65－76．

［36］王如松，欧阳志云．社会－经济－自然复合生态系统与可持续发展［J］．中国科学院院刊，2012，27（03）：337－345＋403－404＋254．

［37］王将军，曹艳林，郑雪倩，等．英国、台湾地区医院信息公开的经验与启示［J］．中国医院，2013（11）：29－31．

［38］王茵．食物路径下教育对健康的影响研究［D］．中国农业大学，2017．

［39］厦门市财政局社保处．论财政在我市医疗卫生体制改革中的作用［J/OL］．厦门市财政局，［2015－9－22］．http：//www．xmcz．gov．

cn/Item/79694. aspx.

[40] 殷悦. 医疗卫生体制改革中政府与市场关系的重构——以建立国家基本药物制度为切入点 [D]. 山东大学，2009.

[41] 朱恒鹏，昝馨，向辉. 财政补偿体制演变与公立医院去行政化改革 [J]. 经济学动态，2014（12）.

[42] 朱恒鹏. 医疗体制弊端与药品定价扭曲 [J]. 中国社会科学，2007（04）.

[43] 朱玲. 健康投资与人力资本理论 [J]. 经济学动态，2002（08）.

[44] 朱晨姝. 医疗卫生资源配置中的公平与效率——国际经验的比较与借鉴 [D]. 山东大学，2010.

[45] 周逸. 公平与效率均衡：我国公立医院改革的路径选择 [D]. 南京师范大学，2013.

[46] 赵绍阳，臧文斌，尹庆双. 医疗保障水平的福利效果 [J]. 经济研究，2015（08）：130－145.

[47] 阿马蒂亚·森. 以自由看待发展 [M]. 中国人民大学出版社，2002 年版.

[48] 埃莉诺·奥斯特罗姆. 公共事物的治理之道——集体行动制度的演进 [M]. 上海译文出版社，2000 年版.

[49] 道格拉斯·诺思，罗伯斯·托马斯. 西方世界的兴起[M]. 华夏出版社，1999 年版.

[50] 加里·贝克尔，凯文·墨菲. 社会经济学——社会环境中的市场行为[M]. 人民出版社，2014 年版.

[51] 帕拉格·康纳著，崔传刚等译. 超级版图——全球供应链、超级城市与新商业文明的崛起 [M]. 中信出版社，2016 年版.

[52] 速水佑次郎，弗农·拉坦著，吴伟东等译. 农业发展：国际前景 [M]. 商务印书馆，2014 年版.

[53] 亚诺什·科尔奈. 短缺经济学 [M]. 经济科学出版社，1986

年版.

[54] 亚里士多德：政治学 [M]．商务印书馆，1965 年版。

[55] 熊彼特．经济发展理论 [M]．华夏出版社，2015 年版.

[56] Antonovsky A. Social class，life expectancy and overall mortality. Milbank Memorial Fund Quarterly. 1967；45（2）：31 – 73.

[57] Acheson D. Independent Inquiry into Inequalities in Health Report. London：The Stationery Office，1998.

[58] GJ Stigler．The theory of economic regulation. The Bell Journal Economics and Mangagement Science，Vol. 2，No. 1 (1971)，pp. 3—21.

[59] Lucas，R. E. J.（1988）On the Mechanics of Economic Development. Journal of Monetary Economics，22，3—42.

[60] Robert E. Lucas. On the mechanics of economic development. Journal of Monetary Economics，Volume 22，Issue 1，July 1988，pp. 3—42.

附录 许正中著作年谱

1. 1999，企业重组与股份制改造 [M]. 北京：国家行政学院出版社。

2. 2000，经济管理原理 [M]. 北京：中国财政经济出版社。

3. 2002，学习型政府 [M]. 北京：中国环境科学出版社。

4. 2002，社会医疗保险：制度选择与管理模式 [M]. 北京：社会科学文献出版社。

5. 2002，高新技术产业：财政政策与发展战略 [M]. 北京：社会科学文献出版社。

6. 2002，财政分权、理论基础与实践 [M]. 北京：社会科学文献出版社。

7. 2003，学习型企业 [M]. 北京：中国环境科学出版社。

8. 2003，学习型政府 [M]. 北京：中国环境科学出版社。

9. 2003，学习型社会 [M]. 北京：中国环境科学出版社。

10. 2003，学习型组织 [M]. 北京：中国环境科学出版社。

11. 2003，公共财政 [M]. 北京：中共中央党校出版社。

12. 2004，公共财政简明读本 [M]. 北京：国家行政学院出版社。

13. 2004，中国公共行政案例教程 [M]. 北京：国家行政学院出版社。

14. 2004，公共经济 [M]. 北京：新华出版社。

15. 2004，重塑政府与社会 郑州市金水区税源经济体系建设的理论与

实践 [M]. 北京：国家行政学院出版社。

16. 2005，天津滨海新区 打造创新型国家示范区 [M]. 北京：新华出版社。

17. 2005，税收经济学 [M]. 北京：国家行政学院出版社。

18. 2005，面向二十一世纪的中国税收 [M]. 北京：国家行政学院出版社。

19. 2005，政府成本控制与管理创新 [M]. 北京：国家行政学院出版社。

20. 2007，社会多元复合转型：中国现代化战略选择的基点 [M]. 北京：中国财政经济出版社. 此书荣获 2009 年"三个一百"原创图书工程奖。

21. 2007，北部湾新区 中国经济增长第四极 [M]. 北京：中国财政经济出版社。

22. 2008，降低和优化政府成本 [M]. 北京：国家行政学院出版社. 此书荣获国务院机关事务管理局科研成果一等奖。

23. 2009，跨越 中国经济战略转型社会普遍服务体系的构建 [M]. 北京：中国财政经济出版社. 此书荣获 2011 年"三个一百"原创图书工程奖。

24. 2009，中国公共经济的改革与发展 中国公共经济研究报告 2009 [M]. 北京：经济科学出版社。

25. 2010，走向创业型经济 [M]. 北京：中央广播电视大学出版社. 此书荣获 2011 年"三个一百"原创图书工程奖。

26. 2011，人民币汇率怎么了 [M]. 北京：中国财政经济出版社。

27. 2011，财政风险概论 [M]. 北京：国家行政学院出版社. 此书荣获国家行政学院优秀教材奖一等奖。

28. 2013，中国现代职业教育理论体系研究 [M]. 北京：人民出版社。

29. 2013，机关运行经费管理与创新 [M]. 北京：国家行政学院出版社。

30. 2014，绩效预算与构建有序社会 [M]. 北京：中国财政经济出版社. 此书的出版得到国家出版基金项目成果。

31. 2014，绩效预算与政府生产力 [M]. 北京：中国财政经济出版社. 此书是国家出版基金项目成果。

32. 2014，国际绩效预算改革与实践 [M]. 北京：中国财政经济出版社. 此书是国家出版基金项目成果。

33. 2014，科技财政绩效与创新驱动战略 [M]. 北京：中国财政经济出版社. 此书是国家出版基金项目成果。

34. 2014，中国绩效预算模式设计研究 [M]. 北京：中国财政经济出版社. 此书是国家出版基金项目成果。

35. 2014，绩效预算与政府成本控制 [M]. 北京：中国财政经济出版社. 此书是国家出版基金项目成果。

36. 2014，教育财政绩效与人力资本战略 [M]. 北京：中国财政经济出版社. 此书是国家出版基金项目成果。

37. 2014，财政扶贫绩效与脱贫致富战略 [M]. 北京：中国财政经济出版社. 此书是国家出版基金项目成果。

38. 2014，财政工程理论与绩效预算创新 [M]. 北京：中国财政经济出版社. 此书是国家出版基金项目成果。

39. 2014，21世纪政府治理能力创新研究 [M]. 北京：中国财政经济出版社. 此书是国家出版基金项目成果。

40. 2014，公务员培训研究 [M]. 北京：国家行政学院出版社。

41. 2015，构建职业教育集团，助力经济社会发展 [M]. 北京：人民出版社。

42. 2016，产业互联网 [M]. 北京：机械工业出版社。

43. 2016，公务员培训教学研究 [M]. 北京：国家行政学院出版社。

44. 2017，走向健康发展的战略选择 [M]. 北京：新华出版社。

45. 2018，创新驱动发展战略省部班经典案例集 ［M］. 北京：国家行政学院出版社。

46. 2018，"四权耦合"推进科技创业领军人才发展研究 ［M］. 北京：经济科学出版社。

47. 2019，治理之道 ［M］. 北京：中央党校出版社。

48. 2019，谈科研—社会科学研究指南 ［M］. 北京：中央党校出版社。

49. 2020，高质量发展的政治经济学 ［M］. 北京：中国言实出版社。

50. 2020，健康中国战略从这里出发，［M］. 北京：中央党校出版社。

后　记

　　根据中国政府和世界银行签署的协议，遵照 2014 年 7 月 8 日习近平主席会见时任世界银行行长金墉时提出的"创新方式，立足中国国情，抓住中国改革发展的重点和难点，扩大和深化合作"等有关指示，特设立"国际视域中大国治理现代化的财政战略主动研究"项目作为重点课题开展研究。此书是此项目的研究成果之一。

　　2015 年以来，我和我的研究团队同阜南县委书记崔黎的实践团队密切配合，共同探讨和践行健康中国战略，设计医疗体制改革方案，实施了全方位的医疗卫生体制改革，通过建立县域医共体、全面创新医保支付体制机制，进行新时代下医疗卫生体制和社会治理的全新探索，初步实现群众得实惠、医生有激情、医院见效益的目标，研究成果在 2017 年 12 月 12 日世界银行举办的《公共治理现代化：国际经验与中国实践国际研讨会》上作为成功案例向来自世界各国的政府官员和专家学者进行了介绍，也作为中央党校省部班的教学案例向省部班学员进行了介绍。改革成果得到了孙春兰副总理的高度肯定，她认为，阜南县的医改经验很好，建议派员深入调研，好做法可广泛推广。

　　阜南医改是遵循习近平总书记的指示精神展开的，"没有全民健康，就没有全面小康。要把人民健康放在优先发展的战略地位，以普及健康生活、优化健康服务、完善健康保障、建设健康环境、发展健康产业为重点，加快推进健康中国建设，努力全方位、全周期保障人民健康"。

　　健康是最大的民生，没有健康就没有工作，没有健康就没有事业，或者说，没有健康就没有一切。在改革的探索实践中，针对如何辨别"医疗与健康、健康产业与健康事业"这两对概念，我们探索出了培育健康事业管理的市场模式，增加医疗事业与市场经济的关联，相互激励，协同创新的道路。阜南县的"建立医联体、医共体，治未病，保健康"创新社区管理的综合医疗体制改革试点，结果发现，整个政府财政投入降低了40％以上，医护人员收入增加2～4倍，同时通过现代信息技术让全国贫困县的人们享受到国内一流国际领先的医疗服务。正是遵照习近平总书记提出的健康中国战略那样，从以治病为中心转变为以人民健康为中心，以基层为重点，以改革创新为动力，预防为主，中西医并重，将健康融入所有政策，人民共建共享。彻底改变原有的运行机制，用健康的办法保健康，自己健康，家人健康，社区也健康了，国家就健康了。在改革探索中是"治未病"还是"有病治"。如果是"有病去治"，非医疗产业根本发展不起来，只有治未病，非医疗产业才能大发展，同时还要保证促进健康的方法是健康的、可持续的。在运行机制设计中，政策和部门的协同创新至关重要，要系统集成，形成合力，不能对冲，降低效能，在改革实践中充分认识到健康不仅仅是一个政府部门的事，而且是社会的事，是一个系统工程。改革充分利用了大数据、区块链等先进技术手段，提前预测疾病，有效减少医疗支出，充分利用生物医药、基因方法、靶向制剂等高科技手段进行干预，从行为开始矫正，逐渐实现健康目标。要使医改成果可持续发展就要建立多元开放的平台，平台就是服务，平台就是网联集成，把病人、医生、医院、政府、科研人员都集中到平台上，病人可以与不同医生进行在线对话交流，有助于带动区域发展和社会转型。

政府各部门必须明确"为人民群众真正的需求"而不断进行协同创新，要善于刀刃向内，不断进行自我变革。正如习近平总书记指出的那样，不断地追求幸福美好的生活，是永恒的主题，是永远进行时，是做不完的事情。追求健康是幸福美好生活的当然要义和重要内容，所以我们要继续不断做下去。我们共产党人的出发点就是全心全意为人民服务，因此明确人民真正的需求、社会真正的需求在哪儿，是一切工作的出发点和落脚点，用现代高科技和正确的方法来让人们正确表达真正的需求更为重要。

阜南县坚持以人民为中心的发展理念，破解人民群众"看病难、看病贵"的痛点和瓶颈，以县域医共体改革为抓手，牵动医疗卫生体制改革全局，建立了以人民群众的全生命周期健康质量为导向的新体制、新模式，深刻践行了习近平总书记关于人民健康的重要思想，为我国如期实现"健康中国 2030"规划目标、全面深化医疗卫生体制改革提供了鲜活案例和成功经验，值得深入总结、推广。

《健康中国战略从这里出发：阜南医疗改革探索》一书是在阜南县委、县政府的大力关心和支持下完成的重大改革成果，特别是阜南县委书记崔黎同志亲自部署和协调，在开展调研、会议研讨、资料汇总、观点讨论等方面给本书的研究与撰写工作提供了全方位的便利条件。时任阜南县卫生局长庄文普先生、阜南县人民医院陈雷院长、阜南县大数据协会许德生先生在本书写作中给予了大力支持。

全书的顺利结稿和出版，还要感谢课题组各位专家和成员的辛苦付出，他们是中国社会科学院财经战略研究院蒋震副研究员，中国电力建设股份有限公司高级经济师刘尧，中央军委后勤保障部信息中心总体室副主任卢振军高级工程师，北京第二外国语学院兰晓副教授，对外经贸大学金夷博士、连洁博士，清华大学孙楠博士，中央党校（国家行政学院）杨柳博士，北京大学王龙博士。

项目的研究、合作的开展得到了世界银行驻中国代表首席代表郝福满先生、世界银行东亚和太平洋地区全球治理部门罗伯特·塔利埃西奥局长、高级经济学家和项目经理赵敏女士及其研究团队的全力配合，世界银行专家罗伯特等给予了智力支撑。项目的研究也得到了刘德培院士、财政部国际司张政伟副司长、中国驻世界银行执董杨英明的指导和帮助。本书的出版得到中央党校（国家行政学院）副校（院）长李毅同志，原国家行政学院副院长陈立同志、周文彰同志，老干部雷榕生同志，丁文峰同志等领导的指导，中央党校（国家行政学院）经济学部的韩保江主任、科研部的林振义主任、教务部的王成志主任、研究室的郝永平主任和学习时报社的许宝健社长等领导和同人也给予了许多智力支持。中共中央党校出版社对本书的出版给予大力支持。

本书写作过程中，我们曾就书中的部分观点与一些专家、学者进行过交流。这些专家、学者提出了许多宝贵的意见。在全书的撰写过程中，作者参阅了许多文献，吸收了许多国内外学者的研究成果，书中都一一做了标注。许多同志还提供了相关资料，同时提出宝贵的意见，并给予大力的支持和帮助。

在此一并表示衷心感谢！

许正中

2018 年 11 月于海淀区大有庄 100 号